妈妈宝宝

口腔健康必读

主编　王伟健　王左敏

北京大学医学出版社

图书在版编目（CIP）数据

妈妈宝宝口腔健康必读/王伟健，王左敏主编.
—北京：北京大学医学出版社，2004.10
ISBN 978-7-81071-746-5

Ⅰ.妈… Ⅱ.①王…②王… Ⅲ.妇幼保健：口腔保健—普及读物 Ⅳ.R78-49

中国版本图书馆 CIP 数据核字(2004)第 100919 号

妈妈宝宝口腔健康必读

主　　编：王伟健　王左敏
出版发行：北京大学医学出版社（电话：010-82802230）
地　　址：(100191) 北京市海淀区学院路 38 号　北京大学医学部院内
网　　址：http://www.pumpress.com.cn
E－mail：booksale@bjmu.edu.cn
印　　刷：北京圣彩虹制版印刷技术有限公司
经　　销：新华书店
责任编辑：赵　莳　　责任校对：齐　欣　责任印制：郭桂兰
开　　本：787 mm×1092mm　1/32　印张：4.75　插页：1　字数：87 千字
版　　次：2004 年 10 月第 1 版 2009 年 3 月第 2 次印刷　印数：5001–8000 册
书　　号：ISBN 978-7-81071-746-5
定　　价：25.00 元

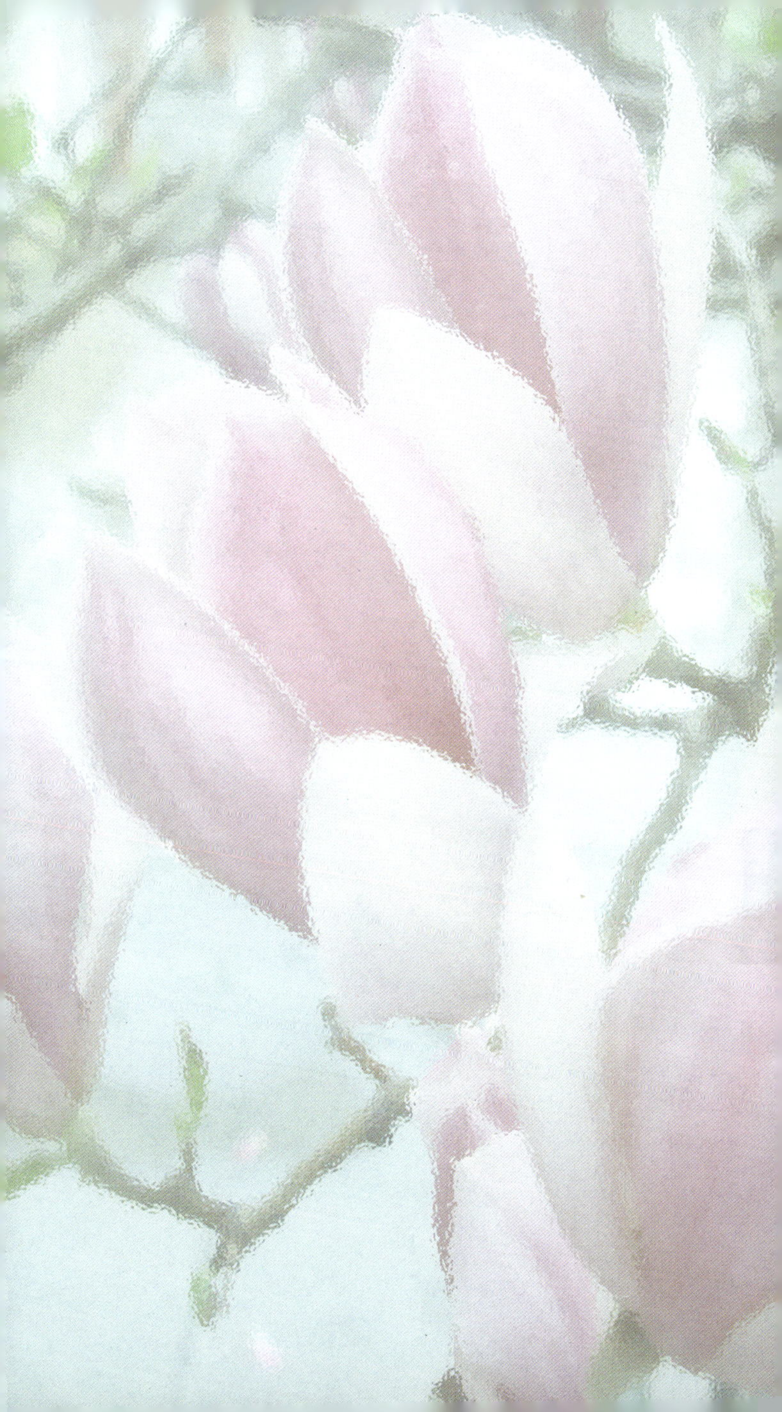

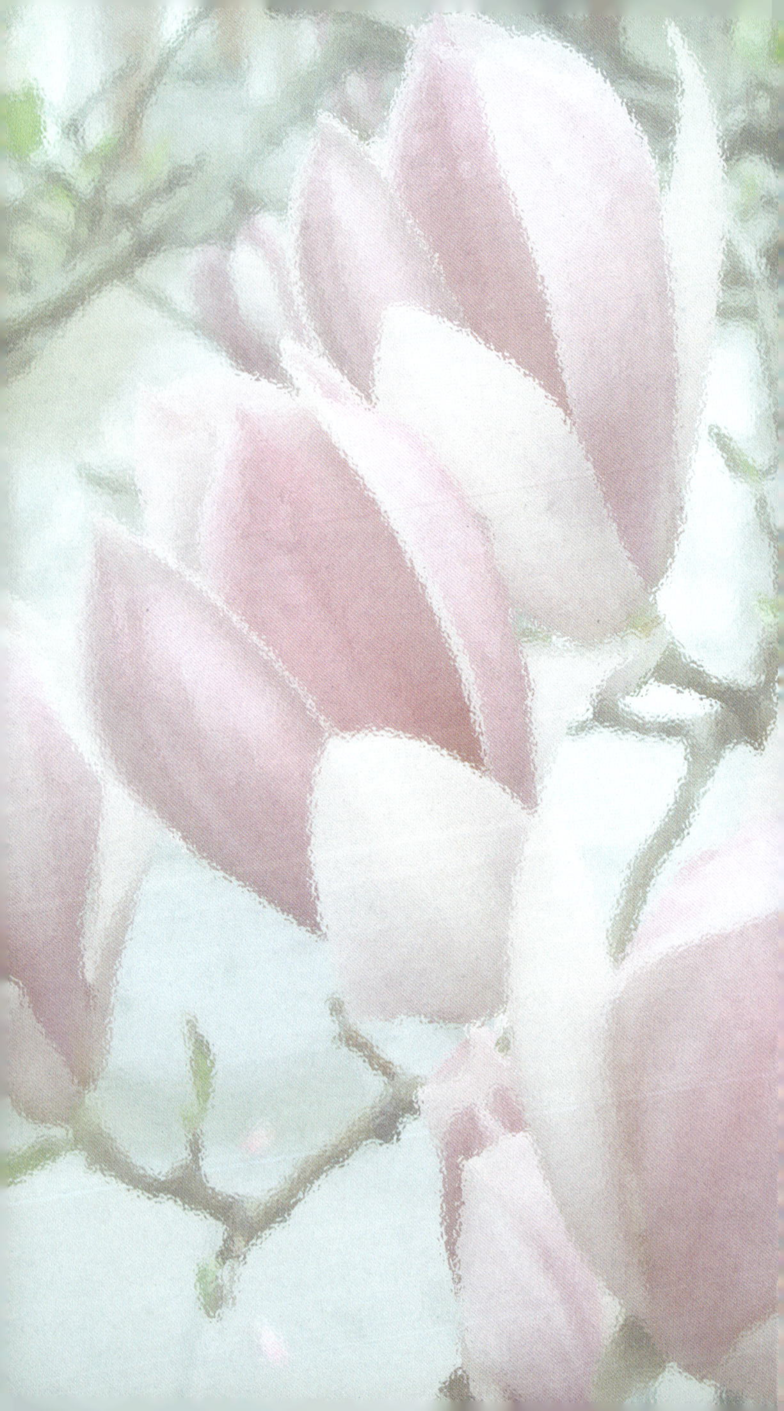

编写人员

北京大学口腔医学院：

王伟建　刘　敏　刘世勇　司　燕　王文辉

首都医科大学附属北京朝阳医院：

王左敏　高　岩　李一梓　李　阳　吴家锋

于燕燕　左智敏

首都医科大学附属北京口腔医院：侯　伟

海淀区妇幼保健院：樊　力

首都医药杂志社：邢培正

美术编辑：刘世勇

封面设计：刘世勇

序

爱护牙齿从早做起、从小做起，这是口腔保健的一个原则。那么，早到什么时候？早到几岁，还是几个月？这些问题不一定每个关心儿童牙齿健康的人都清楚。现有的众多口腔保健科普读物也没有明确地回答这个问题。《妈妈宝宝口腔健康必读》告诉我们，牙齿保健应该从妇女怀孕时开始，宝宝出生以后牙齿没有长出之前就要采取牙齿保健的措施。本书从牙齿的胚胎发育、准妈妈的营养和口腔保健对婴儿牙齿健康的影响、婴幼儿口腔护理、准妈妈和宝宝常见的口腔问题及处理等方面，深入浅出地阐述了爱护牙齿应从早做起、从小做起的道理和方法。书中还首次介绍了儿童口腔保健方面最新的科研成果，例如致龋菌的母婴传播，咀嚼木糖醇口香糖对母婴龋病的预防作用等。本书文字流畅，形式活泼，“妈妈宝宝日记写真”、“妈妈宝宝亲子乐园”、“妈妈宝宝口腔健康大测试”，颇有新意，引人入胜。本书的主编王伟健和王左敏教授具有多年从事口腔保健的经验，对我国口腔保健的现状和存在的问题及对策，对国际口腔病防治的研究和进展都有深入的研究。所以，我相信《妈妈宝宝口腔健康必读》这本书定能成为妈妈宝宝牙齿健康的好帮手。

北京大学口腔医学院教授

张博学

2004年9月

目 录

第一篇 妈妈宝宝口腔健康知识宝库 …… 1
第一章 树立口腔健康新观念 …… 2
口腔健康是准妈妈的必备条件 …… 2
致龋菌的母婴传播 …… 3
口腔保健是母婴保健的重要组成 …… 3
第二章 准妈妈口腔健康常识 …… 5
孕期口腔及牙齿的变化 …… 5
定期口腔健康检查的时间 …… 6
口腔X线投照对胎儿的影响 …… 7
孕期复杂口腔治疗的影响 …… 8
对胎儿口腔发育有影响的药物 …… 8
胎儿是否会吸收母亲牙齿的钙 …… 10
吸烟对胎儿的影响 …… 11
产后妈妈能否刷牙漱口 …… 12
第三章 孕期口腔保健须知 …… 13
孕期饮食建议 …… 13
孕期口腔健康护理 …… 21
孕期口腔疾病及其防治 …… 35

第四章　哺乳期母婴口腔护理面面观 …… 48
控制致龋菌的母婴传播 ………… 48
宝宝出牙前的口腔护理 ………… 49
宝宝的牙齿发育 ………… 50
宝宝牙齿的萌出时间 ………… 52
宝宝出牙时的疑问 ………… 54
举足轻重的乳牙 ………… 55
宝宝口腔卫生维护 ………… 58
宝宝饮食建议 ………… 60
宝宝的定期口腔健康检查 ………… 63
宝宝口腔健康习惯的建立 ………… 64
第五章　0–3岁宝宝常见的口腔问题 …… 67
诞生牙 ………… 67
牙龈炎 ………… 68
婴幼儿龋齿 ………… 69
口腔软组织和乳前牙外伤 ………… 70
鹅口疮 ………… 73
疱疹性口炎 ………… 75
口腔不良习惯 ………… 76
口腔溃疡 ………… 80
手足口病 ………… 81
地图舌 ………… 82
唇腭裂 ………… 83
口角炎 ………… 85
常见的牙齿发育异常 ………… 86

第二篇　妈妈宝宝口腔保健亲子乐园 … 89
第六章　妈妈宝宝日记写真 …………… 90
宝宝成长日记 ………………………… 90
宝宝饮食记录 ………………………… 91
宝宝刷牙记录 ………………………… 96
宝宝口腔检查记录 …………………… 99
第七章　妈妈宝宝亲子乐园 ………… 100
漫画篇 ……………………………… 100
故事篇 ……………………………… 107
第八章　妈妈宝宝口腔健康大测试 … 113

第三篇　妈妈宝宝口腔问题解惑宝典 … 115
第九章　妈妈篇 …………………… 116
第十章　宝宝篇 …………………… 120

第一篇

妈妈宝宝口腔健康知识宝库

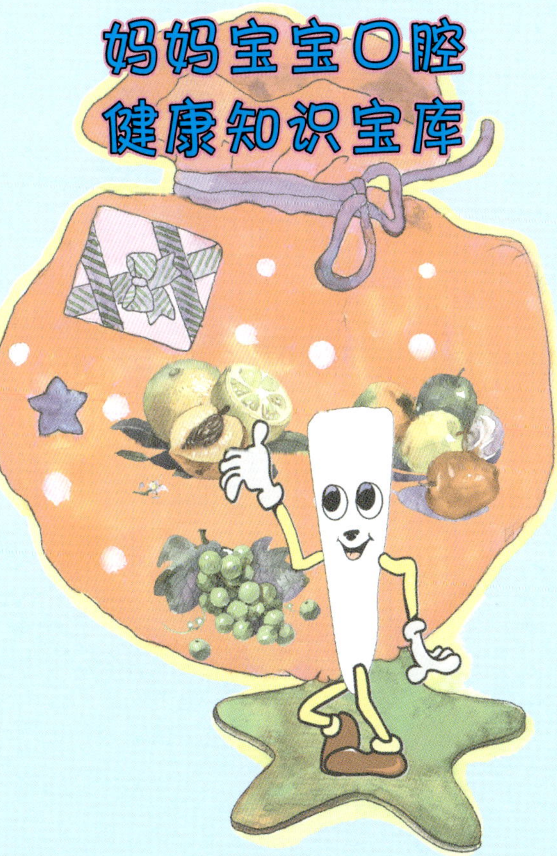

MAMABAOBAOKOUQIANGJIANKANGBIDU

第一章 树立口腔健康新观念

口腔健康是准妈妈的必备条件

大家知道，要想出生的宝宝健康茁壮和活泼可爱，准妈妈在孕育宝宝之前就要做好各方面的准备。身心健康自不必说，可您是否想到了口腔健康也是做准妈妈的必备条件呢？越来越多的科学证据显示，口腔在很大程度上是人体器官的窗口，牙齿或牙龈的某些问题可能引起其他器官甚至威胁生命的疾病。例如，流行病学研究发现，患有牙周疾病的准妈妈更有可能孕育早产儿或低出生体重儿；口腔常见疾病（龋病和牙周疾病）如不及时治疗，严重时可能是心脏病和糖尿病等全身性疾病的导火索。许多人觉得“牙好胃口就好，吃嘛儿嘛儿香！”的广告词很有趣儿，其中确有一定的道理，因为有牙病就吃不好饭自然会影响自身健康也势必影响胎儿的营养和发育。因此，养成良好的口腔卫生习惯，预防和控制口腔疾病，维护口腔健康，应该是准妈妈的必备条件。

致龋菌的母婴传播

人的口腔里常驻有500多种细菌，您也许知道，龋病（虫牙）是细菌感染性疾病，主要致病菌是变形链球菌群。可您也许不知道，致病菌主要是由母亲传播给宝宝的。科学研究表明，如果妈妈口腔中致病菌数量多，那她的宝宝小嘴儿里致病菌也多。生活中也可以见到妈妈口腔中有龋齿，那她的宝宝小嘴儿里也十有八九有龋齿。这就是致龋菌的母婴传播造成的。

宝宝乳牙萌出之前，口腔内是不会有龋齿致病菌的。因为致病菌只能寄生在口腔硬组织（牙齿）的表面，也就是说宝宝出生6个月左右开始长牙时就有发生龋齿的危险了。致病菌在宝宝口腔中落户定居越早，患龋齿的危险性就越高。

难道要妈妈和宝宝分开互相不接触才能预防龋齿吗？妈妈养育和疼爱宝宝的亲密接触是不可能也没必要分开的。只要妈妈做到预防和控制致病菌的感染，采取良好的婴儿喂养方法和口腔护理就可以阻断母婴传播途径，减少和推迟致病菌在宝宝口腔内落户定居，从而预防龋齿的发生。具体方法请看后面章节的介绍。

口腔保健是母婴保健的重要组成

在国家政府的高度重视和关怀下，我国的母婴保健事业得到优先和快速发展，在城乡各级妇幼医疗保健机构中，母婴保健体系已经建立和日趋完善。自准妈妈怀孕起，就建档立卡定期体检，围产保健和产后随访，婴儿保健护理免疫接种直至幼儿入园。但是口腔保健则在母婴保健体系中相对薄弱，据调查，幼儿3岁入园时龋齿（虫牙）患病率已达40%左右，这样，幼儿园口腔预防保健工作做的再好龋齿患病率也降不到40%以下。因此，儿童口腔预防保健的关口必须由幼儿园前移至0-3岁阶段，加强母婴保健体系中的母婴口腔保健。努力做到准妈妈（孕妇）学校有口腔保健课程；孕期体检包括口腔健康检查；产后保健有口腔护理措施；婴儿保育有喂养和口腔护理指导等一系列强化措施，使口腔保健成为母婴保健的重要组成部分。

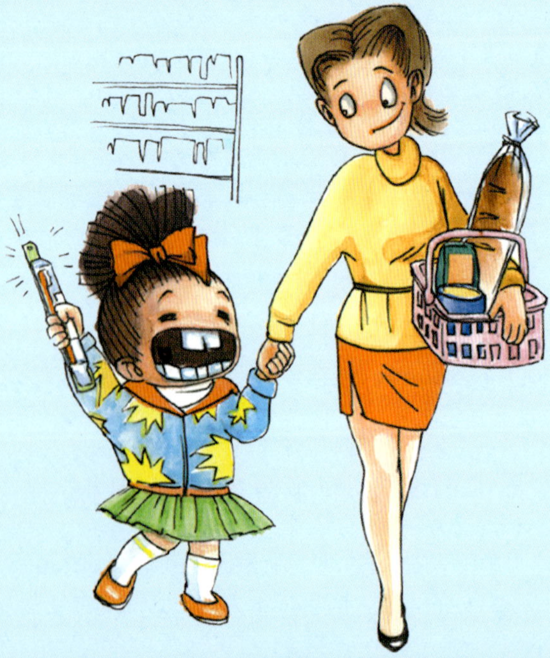

第二章 准妈妈口腔健康常识

孕期口腔及牙齿的变化

在怀孕期间，由于激素分泌的变化，会使准妈妈的口腔状况和口味产生变化，主要体现在以下两个方面。

1. 口腔变化

由于孕期激素水平的变化，准妈妈的牙龈变得易感性更高，容易受到牙菌斑及其代谢毒素的刺激导致牙龈红肿、出血，出现牙龈炎症状，这种现象叫做“妊娠期龈炎”，严重者还会导致牙龈妊娠瘤的发生。为预防和控制妊娠期的牙龈炎症，准妈妈们一定要记住在怀孕前进行彻底的牙周洁治，清除牙垢牙石，减少一切可能的不良刺激，并且要认真有效地刷牙，清除牙菌斑，维持良好的口腔卫生，这些都可以有效地预防妊娠期龈炎的发生。不过，如果您有上述的症状，也不必过分担心，可以在怀孕中期去找口腔医生咨询检查或寻求治疗。一般而言，妊娠期的上述疾病在产后会减轻至原有水平。

2. 口味变化

准妈妈在怀孕期间一般多偏爱进食甜酸食物。

不可忽略的是牙菌斑中的致龋菌会利用食物中的糖分解产酸，引发龋齿。酸性食物也可直接侵蚀牙釉质，引起釉质脱矿，产生牙齿敏感症状。

为有效地保护牙齿，建议准妈妈每日用含氟牙膏刷牙。氟化物可以增强牙齿对酸性物质的抵抗力，使牙齿早期脱矿部位再矿化，而且还可抑止牙菌斑内细菌的活力，降低产酸机会。

如果偏食情况严重，就应请教口腔医生预防龋齿、加强口腔卫生维护的方法，如涂氟、用氟水漱口等。

定期口腔健康检查的时间

在您想做妈妈的时候，除了全身的健康检查外，一定不要忘了口腔健康的检查，因为良好的口腔健康不仅可以减轻您在怀孕后由于内分泌的变化而可能导致的口腔疾病的加重，而且没有口腔炎症对您的宝宝也大有裨益。

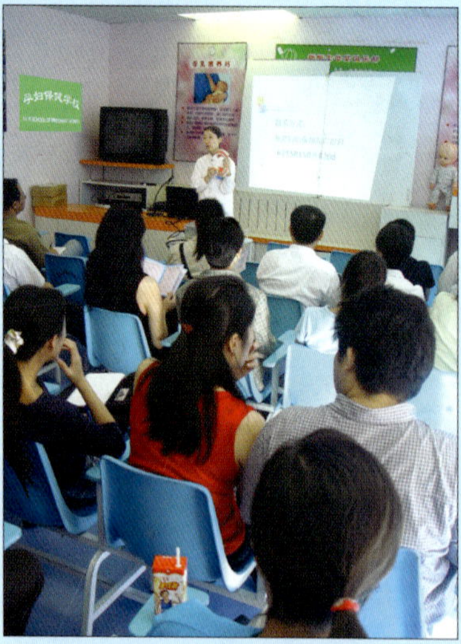

孕妇学校上口腔健康课

1. 计划怀孕前

在您计划想要宝宝的时候，应该做口腔健康检查，让口腔医生为您提供有关怀孕期的口腔护理常识和治疗被查出的口腔疾病，保证您在怀孕期间口腔健康无忧。

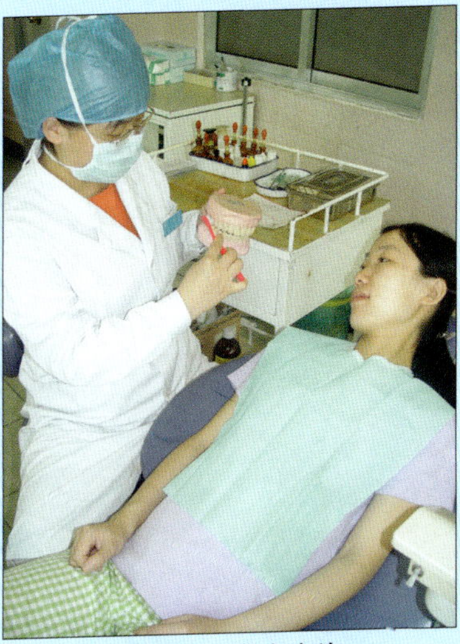
孕期口腔健康咨询

2. 孕期中期

在怀孕期间，准妈妈们也不要忘记还需要到医院进行定期口腔健康检查。最佳时期在怀孕4-6个月内。因为在此期间，胎儿各方面都比较稳定，体积也比较小，准妈妈方便活动。另外，准妈妈们的孕吐状况一般也都减轻了。不过，在进行口腔检查的时候，一定要向口腔医生说明自己怀孕了，以便在治疗时做适当安排。

口腔X线投照对胎儿的影响

口腔X线投照对胎儿没有影响，准妈妈们大可放心。因为投照牙片所需要的X线剂量度数通常是很低的，并且射线是直线照射牙齿，与胎儿相距较远。同时，口腔医生也会为准妈妈做好一切预防措施来确保胎儿的安全。

孕期复杂口腔治疗的影响

由于任何刺激都可能对胎儿造成潜在的影响，因此，准妈妈们应尽量避免在怀孕期间进行复杂的口腔治疗，诸如根管治疗、智齿拔除等。这类治疗应尽量安排在怀孕前或产后进行。如果在孕期出现口腔急症（外伤或疼痛）或一些必须治疗的口腔疾病，也应尽量选择在孕中期，即怀孕4-6个月之内进行，并且尽量只进行简单的应急处理，复杂的治疗留待产后进行。

对胎儿口腔发育有影响的药物

孕期使用药物要慎重，避免有害因素侵袭而影

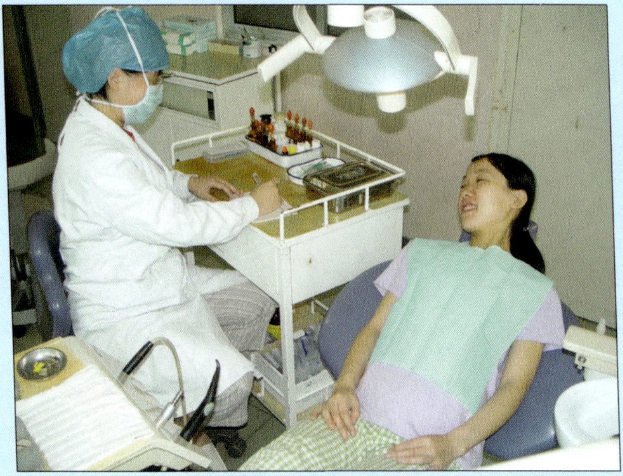

孕期口腔健康检查

响胎儿正常生长发育，最好不用或少用药物，很多药物对胎儿口腔发育有害，如一些镇静安眠药和激素如利眠宁、安定、苯妥英钠、强的松、可的松都可引起胎儿唇裂或腭裂；一些抗生素如庆大霉素、链霉素、卡那霉素都有致畸作用。除此之外，妊娠期嗜好烟酒将增加胎儿面部畸形的危险，故准妈妈也应戒除不良嗜好和习惯。

胎儿在母体内4-6个月左右，牙齿便开始钙化。如果准妈妈在胎儿牙齿钙化期内服用一些药物，便会对胎儿的牙齿造成影响。最典型的是四环素族的药物，它包括土霉素、甲烯土霉素、金霉素、去甲金霉素和强力霉素等。其中四环素和去甲金霉素引起牙变色作用最强。因为四环素类药对人体钙离子有亲和力，与钙结合在一起，可生成一种四环素钙的黄色复合物。如果牙冠正在发育钙化阶段，这种复合物就会沉积在牙冠上，使长出的牙齿发育不全并呈现灰黄或灰黑色，一般前牙比后牙明显，颜色的深浅与准妈妈服用四环素的类别、服用时间和服用剂量有关。另外，四环素对光非常敏感，日光和紫外线都可使其变色，随着时间的推移，牙齿变色会逐渐加深。也许你会认为，偶尔用一次四环素恐怕不会有什么问题吧？其实，一次足量的四环素就能造成终身的遗憾。严重的四环素牙还可以导致牙质缺损，将来萌出后易患龋病。因此，如在怀孕期间患病，一定要告知医生自己已怀孕，以便医生酌情用药。

胎儿是否会吸收母亲牙齿的钙

过去有老人说“生一个宝宝掉一颗牙”，意思是胎儿会吸收妈妈牙齿中的钙使牙齿变坏。现实生活中也有一些妈妈反映，在怀孕前牙齿挺好，怀孕期间牙齿就逐渐变坏了。这个说法是否有道理呢？

其实这种认识是非常错误的。胎儿并不会吸收妈妈牙齿中的钙，胎儿吸收的钙一部分来自妈妈的骨骼，还有一部分来自妈妈的日常饮食。因此，有的准妈妈牙齿变差并不是因为胎儿吸收造成的。那么，为什么怀孕期间牙齿确实显得脆弱呢？这主要是因为怀孕期间准妈妈内分泌和激素水平的变化，使得口腔组织对外界的刺激比较敏感，准妈妈唾液酸度高且较粘稠，并且由于饮食习惯改变、进食次数增加，食物残渣易于滞留口中，再加上准妈妈易疲倦而可能疏忽口腔卫生的话，就容易引起龋齿、牙龈炎等疾病。

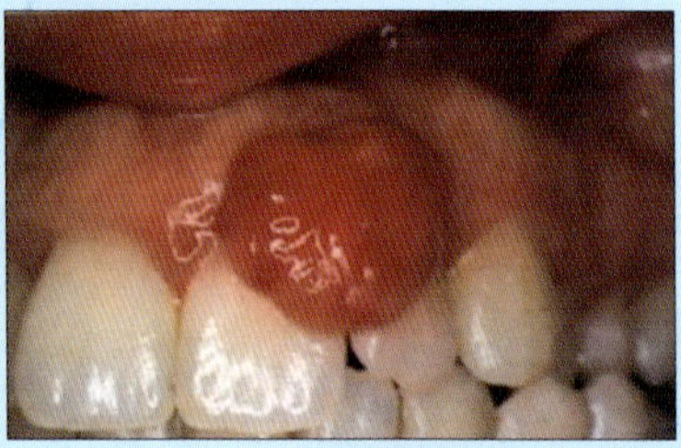

妊娠期龈炎

胎儿虽然不会吸收妈妈牙齿中的钙，但准妈妈们一定不能忽视钙的补充，如果本身钙的摄取不足，可能会造成骨质疏松。

吸烟对胎儿的影响

烟草点燃后的烟雾中，含有多种有害物质，包括致癌物尼古丁。不论是主动吸烟还是被动吸烟，进入母体血流中的烟碱可迅速通过胎盘影响到发育中的胎儿，引起胎儿早产、发育不良，甚至畸形，如先天性心脏病、唇裂、腭裂、无脑畸形等。最近有学者研究发现，妊娠期间吸烟，其子女有可能出现乳牙冠缩小。如在怀孕的关键时期（16-19周）吸烟，乳牙齿冠缩小更为明显。另外，动物实验表明，吸烟还可引起后代舌发育延迟，舌形态异常。吸烟母亲有龋齿宝宝的比例明显高于非吸烟母亲，母亲吸烟时，焦油类物质会附着在牙刷难以刷到的部位，而食物残渣又会粘附在这些部位，使之成为致龋菌的温床。通过致龋菌的母婴传播导致宝宝龋

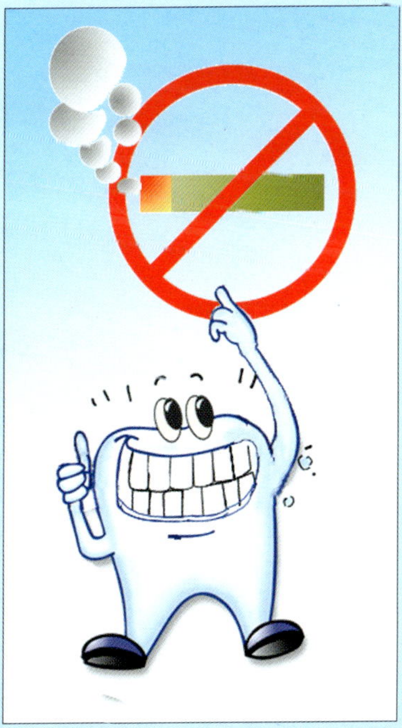

齿的发生。

产后妈妈能否刷牙漱口

现在仍有一些老年人认为，产妇在“坐月子”期间不能刷牙，这是非常错误的。刚生完宝宝的妈妈不仅能够而且必须刷牙漱口，保持良好的口腔卫生。这是因为产后妈妈进食的次数多，有的产妇还喜欢在食物中加入红糖，同时睡眠的时间长，如果不注意保持口腔卫生，很容易导致菌斑的堆积。我们已经知道了，菌斑是口腔健康的大敌。

应付新生儿已经够手忙脚乱的，新妈妈如何保持口腔卫生呢？只要和普通人一样，能做到每顿饭后漱口、早晚用含氟牙膏和保健牙刷有效刷牙、定期进行口腔检查就可以了。

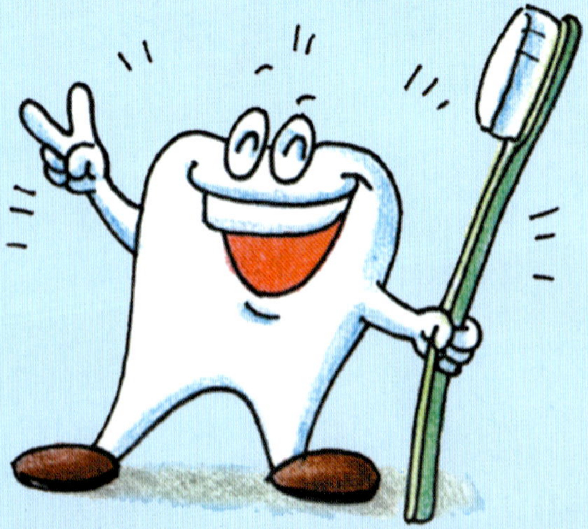

第三章 孕期口腔保健须知

孕期饮食建议

1. 孕期膳食平衡的重要性

妊娠是令人激动的一件事，妊娠本身对牙齿并没有什么危害，但疲劳反应和有时出现的恶心，会导致准妈妈疏忽口腔健康和保持良好的饮食习惯。

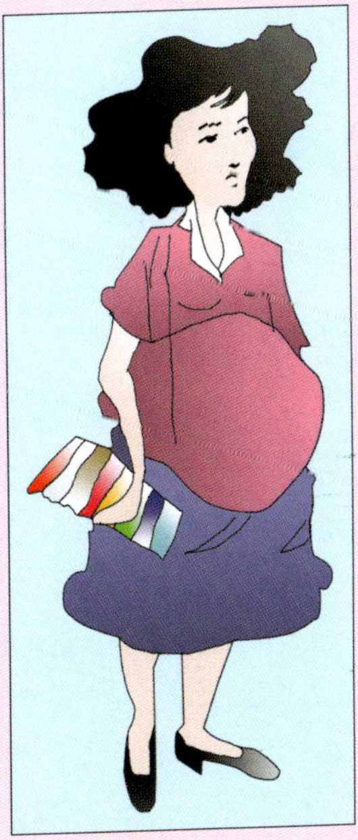

营养是人体身心健康的物质基础，孕期的营养状况直接关系到胎儿的生长发育，如果营养缺乏将导致胎儿营养不良，影响其体格、大脑和智力的发育，也使口腔组织发生改变。特别是在牙的发育阶段，营养缺乏可导致不可逆的改变，如牙齿钙化不全、釉质发育不全、错䍆畸形、唇裂或腭裂、出生后易患龋病等。因此孕期合理的营养对减少畸形、优生优育极为重要。

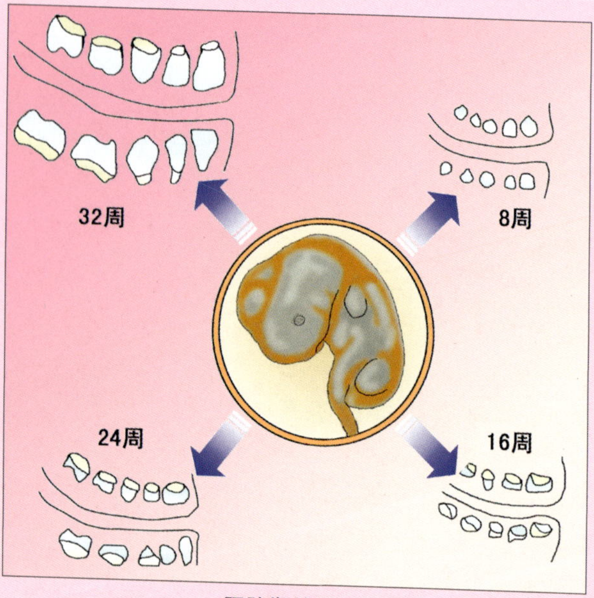

胚胎期的乳牙发育

要想使宝宝的牙齿长得坚固，一定要从孕期开始注意维持膳食的平衡，不仅能促进自身的健康，而且对胎儿的口腔健康也很有帮助。

2. 孕期所需营养成分

妊娠期需要加强营养，尤其对蛋白质、碳水化合物、脂肪、矿物质和维生素的需求增加。准妈妈的饮食主要有四大类：奶和奶制品、五谷杂粮、鱼肉蛋、蔬菜和水果。

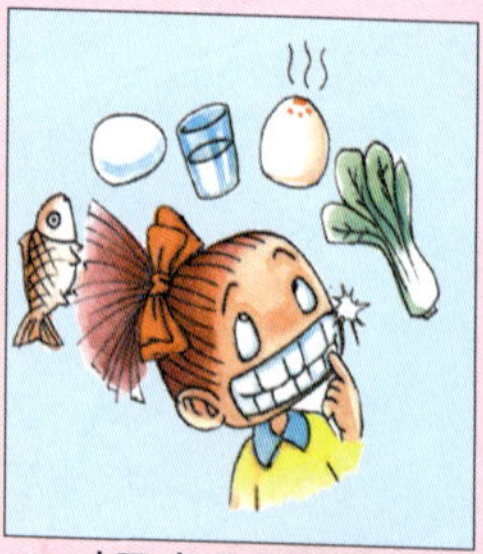
对牙齿有益的食物

（1）蛋白质

蛋白质是构成生物组织的重要成分，许多实验证实，严重的蛋白质缺乏可影响牙齿的生长发育和唾液分泌，从而增加龋病的易感性。故建议在妊娠期和哺乳期应适量补充蛋白质。

准妈妈每天需要含人体必需氨基酸的优质蛋白质 85 克左右，动物蛋白有奶、蛋、肉禽鱼类，植物蛋白有豆类等。蛋白质在正常饮食中都能获得，只要不食素或很偏食，就不必太担心。若妊娠厌食可补充蛋白粉等含优质蛋白的营养品。

建议饮食：动物性蛋白质，如蛋、牛奶、肉类、鱼类；植物性蛋白质，如豆浆、豆腐等豆制品。

（2）碳水化合物

又称糖类。糖一方面可提供机体能量，另一方面，糖被细菌酵解产酸可导致牙齿龋坏。糖在口腔内停留时间越长，进糖次数越多，牙齿龋坏的可能性就越大。因此注意尽量不在两餐之间吃甜食，不要在睡前吃糖或吃糖后一定要清洁口腔。

建议食物：米饭、糙米饭、面食、面包、玉米。

（3）脂肪

提供体内所需热量，还有隔热保暖等功能。实验表明：脂肪在牙釉质表面形成一层脂肪膜

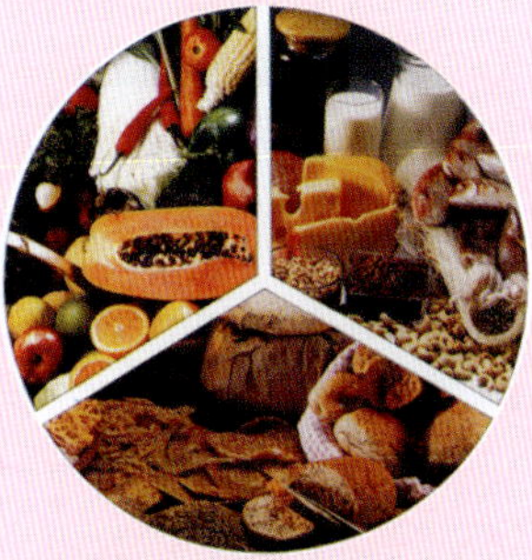
对牙齿有益的食物

可防止牙釉质脱矿或隔绝碳水化合物与细菌的接触。

（4）矿物质

钙与磷是牙齿的主要组成部分。钙摄入量在怀孕期间每天应在1200毫克以上，除了让成长中的胎儿吸收来自母体的钙质，还可避免怀孕后期准妈妈较容易发生的抽筋现象。最重要的是怀孕3个月后，胎儿骨骼及牙齿发育需要大量的钙，食谱中若钙含量高、磷含量低，对龋病易感性增加，可造成龋损；若食谱中增加适量的磷可降低患龋率。但高钙也会出现呕吐、心律失常不良反应等。含有钙磷较多的食物有动物内脏、全谷制品、牛奶、坚果等。

孕期对铁的需要也大大增加，如食谱中缺乏铁，不仅造成贫血还容易产生牙病。含蔗糖的致龋食谱中，如果增加铁的含量其致龋性可降低50%。怀孕后期的准妈妈可在医生的指导下，服用铁剂和复合维生素，一般每日需30毫克的铁制，产后停止服用。

（5）维生素

维生素A是生长、视力、皮肤健康和抗感染的基本需要，严重缺乏时，可引起牙胚发育障碍造成牙釉质发育不全；维生素C为牙龈和血管健康所必需，缺乏时，牙本质不能正常形成，牙本质细胞变性后可影响

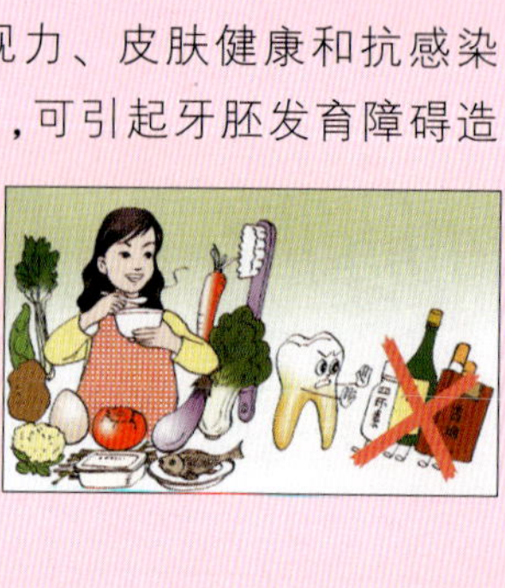

釉质正常发育。维生素D一般可以通过阳光作用于皮肤产生，与钙磷代谢关系密切。维生素D严重不足时，钙盐在骨和牙齿组织中的沉积迟缓，甚至停止；一旦形成釉质基质，由于得不到及时的矿化，基质不能保持它的形状而塌陷，这些都是日后宝宝牙釉质表面上形成凹陷和矿化不良的原因。

3. 孕期饮食注意事项

(1) 孕期饮食习惯

妊娠期间，要养成良好的饮食习惯。首先饮食要平衡，不能偏食。每天的饮食要有五谷杂粮，牛奶及奶制品，鱼、肉、蛋，蔬菜和瓜果。如果在妊娠期出现严重的呕吐、长期饮食受限制，或者出现妊娠中毒症、不完全流产或早产等，在这些情况下出生的婴儿的牙齿，大多发育不好，牙齿质地脆弱，容易患龋病。此时需少量多餐，多食易消化、少油腻、味清淡的食物，以全面补充营养。在正餐之间需有补充能量的加餐，又叫“间食”。间食应以富有营养且有利于牙齿健康的食品为佳，例如牛奶、烤面包片、玉米、瓜果等。不要进食过粘的食品，否则容易导致牙面上堆积牙菌斑（牙垢）。

其次各种营养要补得适度，虽然孕期应该吃得好，但也要吃得对、吃的均衡且适量。例如维生素和矿物质的摄取虽然重要，但切不可过度服营养丸和注射营养针，以免造成营养过量中毒，甚至导致胎儿畸形。另外，妊娠反应大的准妈妈，如无法由食物摄取到足够的营养，应求助医生的指导，正确补充各种营养素。对于已患有糖尿病、贫血的准妈妈必须遵照营养处方进食，按时健康检查，以确保母子平安。

孕期的饮食中也要限制糖的摄入量，以减少龋齿发生的危险。可适量补充碳水化合物，但要减少糖果等含糖零食的摄入。多吃和多饮含有一定量氟化物的食物和饮料，如多吃蔬菜和水果，多喝茶和牛奶等，对宝宝的牙齿发育和减少将来龋齿发生的机会都有好处。

孕期注意饮食品种的多样化以保持食物的酸碱平衡、钙磷平衡。米饭、肉食、面食、蛋类、虾贝等食物属于酸性食物，蔬菜、水果、牛奶等食物属于碱性食品。如果进食酸性食物过多，可导致血液酸度提高，也对胎儿牙胚的发育、钙化不利。

（2）妊娠各期的饮食

妊娠初期（1–3 个月）：合理营养、平衡膳食对准妈妈的健康和胎儿的生长发育非常重要。此期是器官形成的重要时期，不适合吃补品。此时期乳牙牙胚正处于形成阶段，即胚胎 35 天后乳牙胚基质形成。因此，妊娠 1–2 个月时应当摄取优质蛋白质，足够的钙、磷和维生素 A 等，否则可能会影响乳牙今后的抗龋力。呕吐在妊娠初期很常见，胃内容物酸性很强，能破坏牙齿表面。因此，在每次呕吐后彻底漱

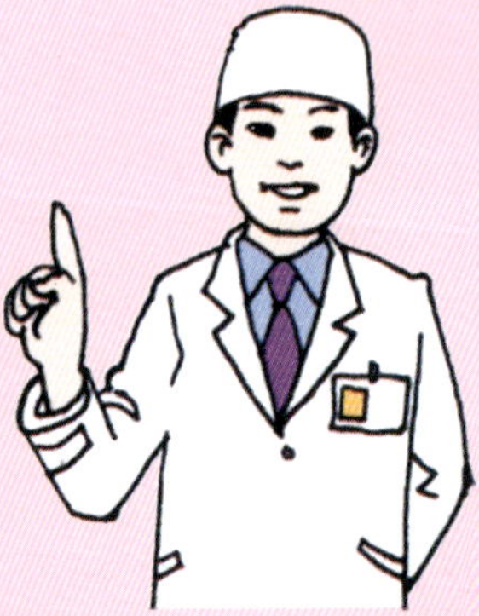

口和轻轻刷牙很重要。另外，应防止风疹之类的病毒感染，不使用安眠、镇静药物，这些刺激不仅可能会影响牙胚的发育，还有可能造成唇裂或腭裂等畸形的发生。

妊娠中期（4–6 个月）：在此期间准妈妈身体易燥热上火，可吃养血清热凉补的食品，如：喝菊花茶、新鲜果汁，吃富含铁质、高钙的食物。加强对无机盐、维生素 A、D 的摄取。这个时期，大部分乳牙正处于矿化过程中，因而钙、磷无机物和与钙代谢有关的维生素 A、D 的摄取必须充分保证。另外，这个阶段，母体处于较稳定的时期，若有未处理及正在治疗中的牙病等疾患，应抓紧时间进行治疗。

妊娠后期（7–9 个月）：这个时期包括围产期（自孕期 28 周至出生后 1 周）在内，胎儿的乳牙形成，也有部分恒牙胚形成，一些药物可给胎儿造成影响。另外，继续保证充足的蛋白质、无机盐和维生素等必需营养物质，宜多吃一些副食，如水果、海鲜、蛋类等，尤其要补充一些粗粮，以满足胎儿发育对维生素及微量元素的需求，避免酸、辣等刺激性食物，更应忌烟酒。

（3）妊娠饮食误区

妊娠人人都会很重视，但也经常会不经意地走入一些误区，导致了许多不必要的麻烦。聪明的准妈妈，让我们一起来了解一下吧。

误区一：补钙只要喝肉骨头炖汤就可以

肉骨头炖汤并不能很好地使钙吸收，同时要补充一定量的维生素 D，才能使钙很好地被吸收。由于胎儿的骨骼及牙齿占了整个身体结构的相当大的部分，因此孕期需要额外的钙和磷以供应母体和胎儿的需要。牛奶是最好的来源，包心菜、动物内脏、鸡蛋黄等也都富含钙磷，倘若摄取不足，准妈妈会有手足痉挛，胎儿则会出现骨骼和牙齿发育不良。

误区二：吃维生素药物可代替吃蔬菜、水果

细胞生长的要素之一是维生素，多存在于蔬菜、水果中，如摄取不足或缺乏某一种维生素，即会影响胎儿细胞的生长发育。不同维生素具有不同的功能和特性，因此要适量摄入维生素。现在市场上有许多复合维生素药物，因为维生素不足而求诊者已经非常少见，反而是因为服用维生素方式不当，或过量服用者时常有之。维生素 C 在妊娠时推荐用量是每天 70 毫克，除非经过医师指示，千万别以为维生素 C 吃得越多越好，这样反而会坏事的。

误区三：孕期需要的热量越多越好

孕期会生理性刺激甲状腺，致使基础代谢率较一般人高 15%-23%，另外为供应胎儿和母亲增加的体重，每日热量摄取建议为 2300-2700 千卡，怀孕早期要比未怀孕时每日增加 150 千卡，而后期约增加 350 千卡。

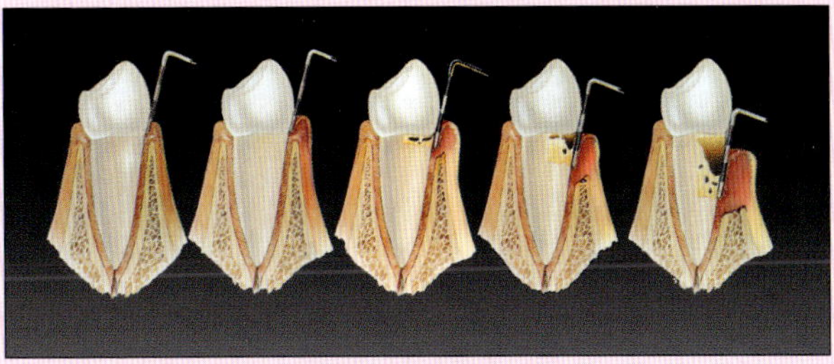

牙周疾病进展示意图

怀孕1-3个月体重约增1-2公斤，4-6个月时约增4-5公斤，7-10个月时约增5-6公斤，整个孕期约增10-12公斤。

因此，并不是孕期热量越多越好，原本较胖的准妈妈应减少摄取，较瘦者则反之。

孕期口腔健康护理

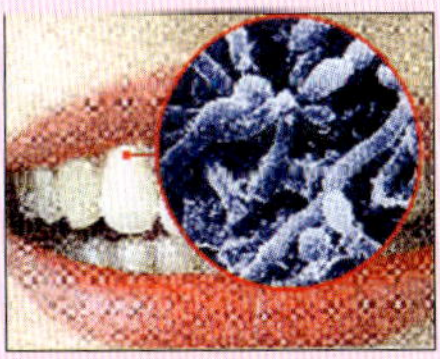

在妊娠期准妈妈会出现一系列生理性变化，如内分泌平衡失调，饮食不规律和偏食等。此时若不注意口腔卫生，特别容易患各种口腔疾病。因此，妊娠期要重视自我口腔保健。自身能做到的口腔保健措施主要是认真刷牙，还可使用牙线清洁牙间隙（牙缝），有牙周疾病或牙间隙较大的患者，可以使用间隙刷清洁牙间隙，还可辅助以漱口液，并要定期进行口腔检查和牙周洁治。

1. 刷牙

（1）“牙菌斑”的奥秘

“牙菌斑”的庐山真面目是一种薄的粘附在牙面上的细菌性生物膜，这就是细菌赖以生存的小世界，那层紧贴牙面的粘粘的薄膜就是细菌脚下的大地，各种各样的细菌在上面繁衍生息。细菌生活在牙菌斑小世界里，享用着人们为它们提供的以糖为主的养料，不断壮大。作为回报，它们生产大量的酸，并无偿的送到你的口腔里，不管你愿不愿意要。一般的如漱口一类的打击，不能使牙菌斑瓦解。它一生致力于破坏你的牙体组织和牙周组织。

牙菌斑有许多特点：“顽强抵抗”，从不畏惧风吹雨打（漱口）；“执著再生”，刷牙后一小时就会再产生，一天中不断堆积；“终生捣乱”，从产生到最终被清除，一刻不停的产酸并释放酸；“志在牙齿”，菌斑可以在牙齿的任何部位定植，但它们偏爱牙龈与牙齿交界处的峡谷——牙颈部和牙龈缘，在这个牙刷不易到达的黑客帝国里，它们不断壮大，入侵牙齿和牙龈；两颗牙之间的部位也是它们钟爱的场所，在那里它们可以肆无忌弹、为所欲为。

（2）有效刷牙

刷牙是清除牙菌斑、预防龋齿和控制牙周疾病最有效、最容易掌握的自我保健方法。那么如何做到有效刷牙呢？

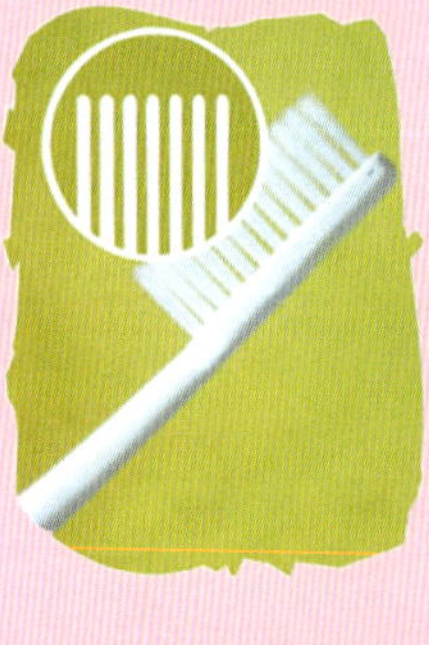

首先，刷牙要选择保健牙刷。保健牙刷的刷头小，在口内转动灵活，可以刷到所有牙

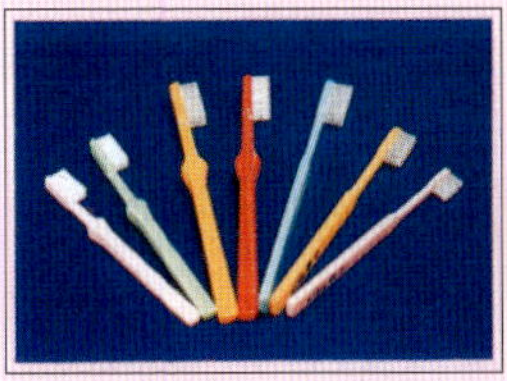
各种保健牙刷

齿的表面；牙刷毛细而软，可以进入牙间隙，又不致损伤牙龈和牙齿；刷毛经过磨圆，不刺激牙龈，不损伤牙齿；牙刷柄形态便于把握。

其次，刷牙要使用正确的刷牙方法。将牙刷毛放在牙龈和牙齿交界处，与牙面斜向牙根方向成45度角，使刷毛进入牙龈沟

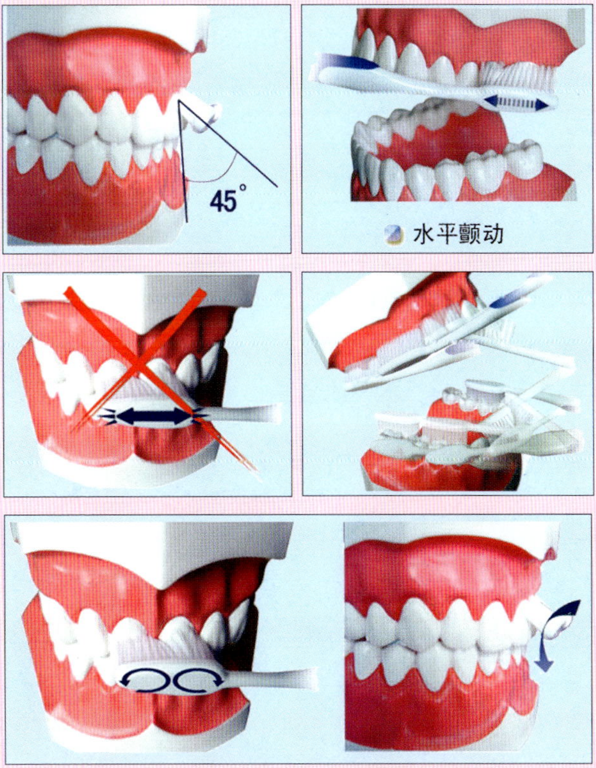

有效刷牙方法示意图

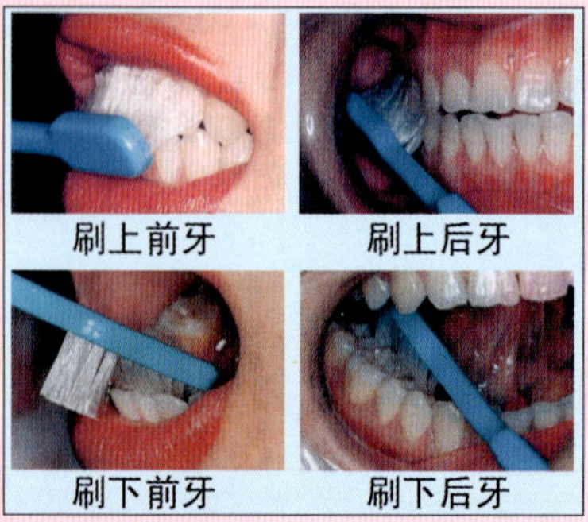

及牙缝，短距离水平颤动，幅度不超过半个牙面，每个部位颤动 8 次，再顺牙缝竖刷，上牙从上向下刷，下牙从下往上刷，最后刷咀嚼面时，可前后来回刷。另外，对于儿童，可选用转圈法刷牙，即在上、下牙闭合的情况下，用牙刷在牙面上顺时针或逆时针画圈移动清除菌斑。

刷牙一定要避免用力横刷，否则不仅要损伤牙龈，导致牙龈破损出血，还会使牙齿靠近牙龈的牙颈部出现横沟，学名为“楔状缺损”，会引起牙齿对冷热刺激敏感的症状，严重的还会引起剧烈的牙痛。

再次，刷牙要面面俱到。按一定顺序，刷的部位可有一定的重叠，每个牙齿的内、外面及咬合面都要刷到，不要有遗漏。

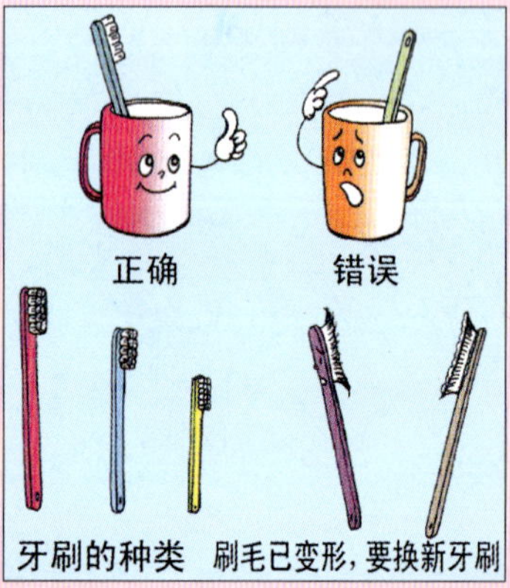

最后，要养成良好的刷牙习惯。做到每天早晚刷牙，饭后漱口；每次刷牙 2-3 分钟；刷牙

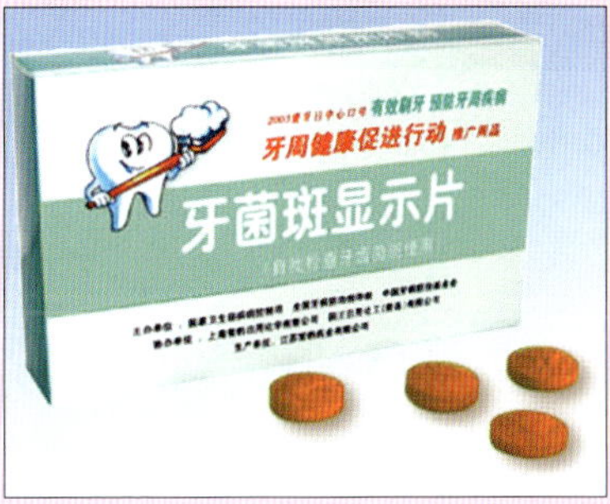

完毕，要将牙刷毛上的水甩干，刷毛向上放在漱口杯里；牙刷定期更换，如遇刷毛外翻或倒毛，应随时更换，否则外翻的刷毛会损伤牙龈；如遇牙龈出血，应去医院就诊。也许你觉得这种所谓正确的刷牙方法太复杂，每次刷牙太

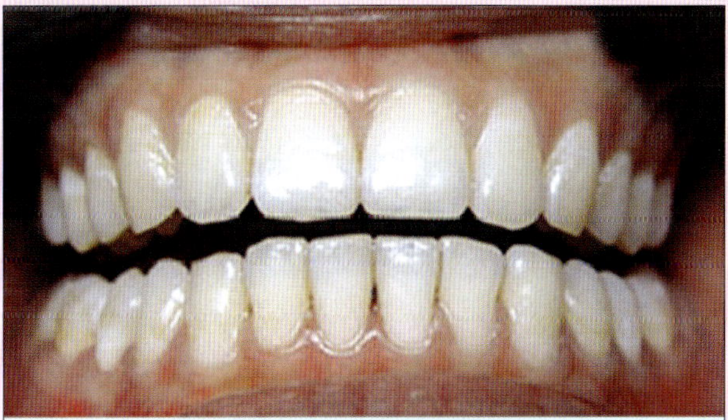

染色前看不到牙面有牙菌斑的沉积

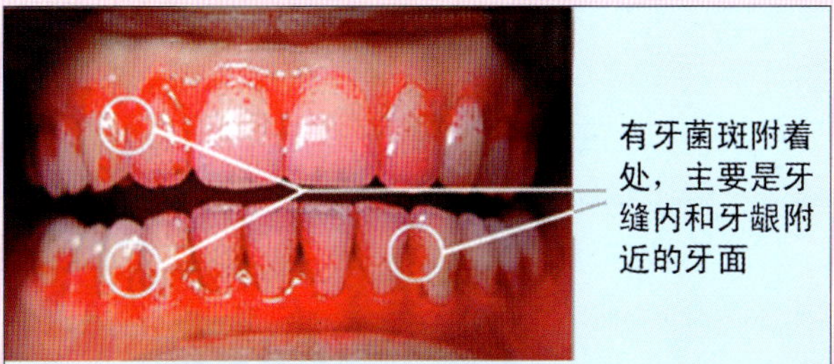

附着在牙面上的牙菌斑被染成红色

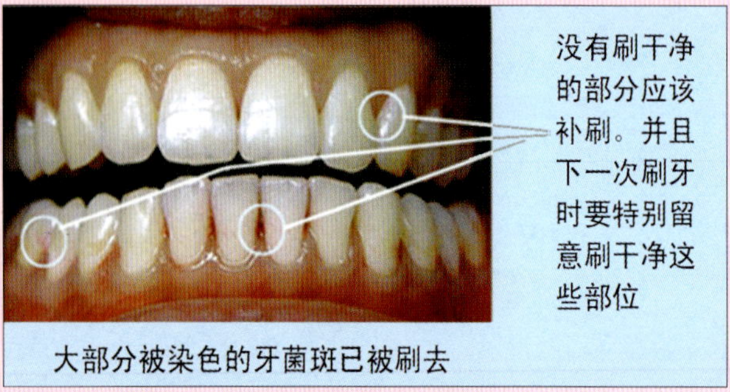

大部分被染色的牙菌斑已被刷去

麻烦，每天刷 2 次牙太累，但是只要你每天为牙齿投资 10 分钟它将回报给你一生的口腔健康，为你节省大量的金钱及时间，最关键的是，让你免遭痛苦。为了这一切，何尝不愿认真有效的刷牙呢?

(3) 刷牙效果的检测方法

既然刷牙的目的是为了清除牙菌斑，而菌斑又是肉眼看不到的，那么我们如何知道自己刷牙刷干净了没有呢?

检测刷牙效果的最好工具就是借助“牙菌斑显示剂”，其多为红色试剂，含有可食用的色素，安全无害，可使牙菌斑着色，便于肉眼辨认。牙菌斑显示剂有片剂和液剂等剂型，个人使用片剂较方便。“菌斑染色片”的用法是：将其放入口中，用双侧牙齿将其充分嚼碎，再用舌尖舔舐牙齿的各个面；吐出口内残余物，并充分漱口；对照镜子检查，牙面上被染红的部位即为牙菌斑附着的部位。牙菌斑显示剂也会染红舌头及牙龈，但在进食或刷牙后很快即消失。在菌斑染色片的帮助下，可以使牙菌斑原形毕露，刷牙前使用，使刷牙有的放矢，刷牙后使用，检查刷牙效果。

2. 牙线

(1) 牙线的作用

尽管做到有效刷牙，清除牙面菌斑的比例也只有70%左右，剩下的30%的菌斑残留于牙间隙，牙刷无法清除。使用牙线可以有效清除牙间隙的菌斑。

(2) 牙线的种类

牙线是用尼龙线、丝线或涤纶线制作的。

根据牙线在制作过程中其表面添加的成分不同，可将牙线分为含氟牙线、药物牙线、加蜡牙线、薄荷牙线等。

含氟牙线可有效预防邻面龋齿。

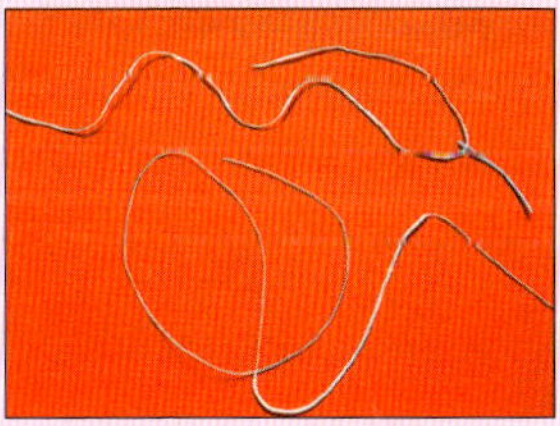

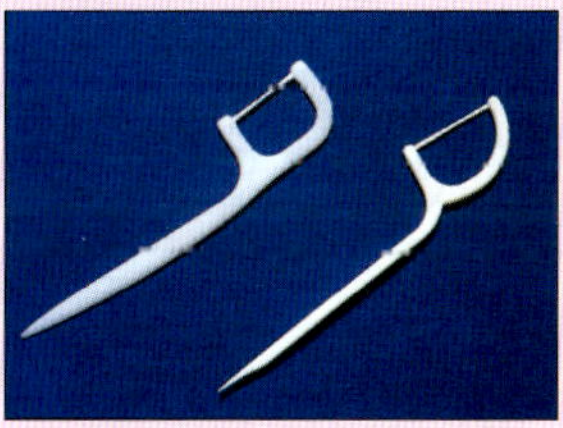

药物牙线表面添加了抗菌药物，在牙线通过牙齿邻面时，起到一定的抗菌消炎作用。患有牙周疾病可采用此种牙线。

加蜡牙线是在其表面打蜡，这样能使牙线更顺利地通过牙齿邻面，且不易撕裂。因普通牙线在通过接触较紧的牙间隙时，牙线会磨破或被撕成细丝条，使用加蜡牙线就可避免这种情况，且对口角等软组织也会减少刺激及损伤。

另外，牙线表面也可添加薄荷或人们喜欢的香料，如苹果香、草莓香等。

(3) 牙线的使用方法

取一段25厘米的牙线，将两端系上形成环状，或将末端绕于两手中指，留5-7厘米于两指之间。用拇指和食指顶紧牙线，留下2-3厘米宽度。将牙线置于牙间隙前后拉锯式运动，直至通过接触点。使牙线绕于一个牙面呈“C”形，贴紧牙面，上下刮动，将菌斑清除，每个牙面要刮5-6次，再将牙线反绕到同一牙间隙的相邻牙面，上下移动清除菌斑。清洁两个面后将牙线拉出牙间隙，并缠绕多些在一边手指，露一截清洁的牙线，重复上述步骤，清洁下一个牙的牙面，全口牙按顺序完成。

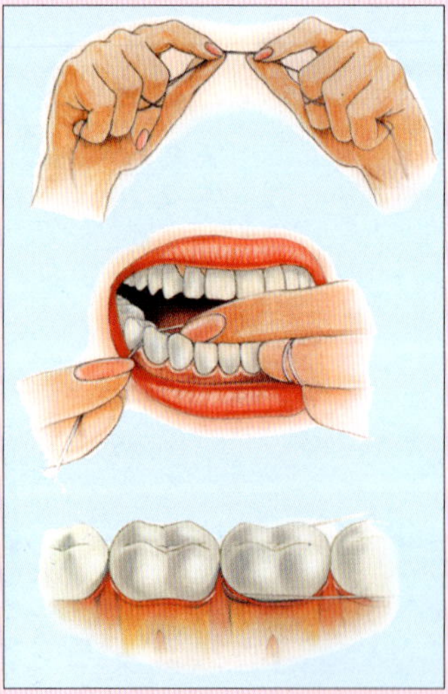
牙线使用方法示意图

使用牙线的频率如何是因人而异的，对于准妈妈来说，最好能每天一次，使用的最佳时机是在晚餐后、睡觉前，可在刷牙前或刷牙后，但在使用牙线后一定要漱口，以去除被牙线清洁出牙间隙但还保留在牙面上的菌斑。

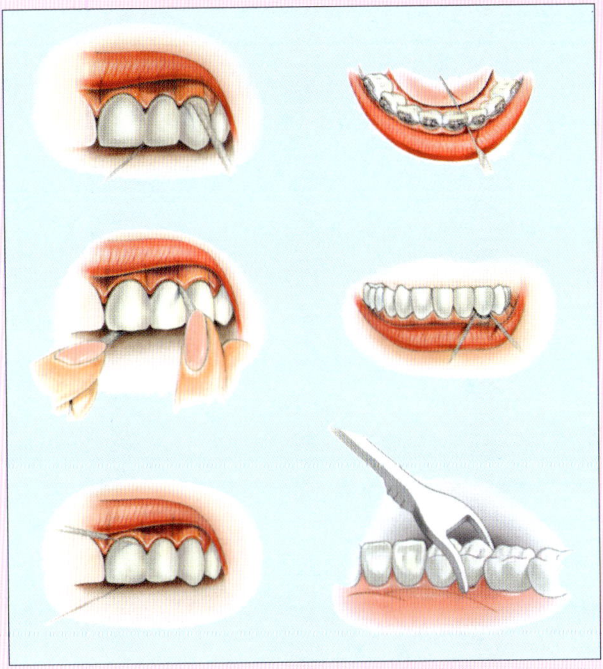

牙线使用方法示意图

第一次使用牙线时，有人会因为不正确的使用牙线（用力将牙线放进牙缝导致牙龈损伤）可能出现牙龈出血，因此动作一定要轻柔。

（4）牙线辟谣

关于“使用牙线会使牙缝变大”的说法纯属谣传。我们牙线是由特殊方法制成，经过狭窄处如两牙之间时我们的形态改变，从一根圆柱形的线变成一个只有一根纤维厚的面，加上牙齿都有一定的生理动度，微微的一动不会造成牙齿移位。因此，我们牙线是您清洁两牙之间牙菌斑的得力助手。

3. 牙签

(1) 牙签的作用

牙签大家并不陌生，许多人都认为“牙签剔牙会使牙缝越来越大”，这种说法不无道理，主要是有人未能选用合格的牙签及不当的使用方法造成的，因此，有必要为牙签主持个公道。

首先牙签的作用可是功不可没，人们习惯上用牙签去除嵌塞的食物纤维，俗称“剔牙”。在剔牙的同时，牙签还可清除牙齿邻面的“牙菌斑”。牙签的使用也有适应证，不可滥用。一般是在牙龈乳头萎缩，牙间隙较大的情况下使用，以牙签的尖端能顺利通过牙间隙为度，此时可用牙签来清洁暴露的牙齿邻面。特别是凹的牙面或牙根分叉的部位，使用牙签效果更佳。如果牙周健康，牙齿间的缝隙较小，有牙间乳头覆盖时，切不可使牙签强行进入，否则，不仅会损伤牙龈，而且会形成一个本不存在的牙间隙，真的应验了“眼不揉不红，耳不掏不聋，牙不剔不稀”的说法了，同时也会使清洁的难度加大，形成一个恶性循环。

(2) 牙签的使用方法

牙签虽是“千里马”，可还得“伯乐”来识别。如何成为这方面的伯乐呢？首先要知道牙签主要有木质、竹质和塑料的。木质牙签应有足够的硬度和韧性，避免折断；牙签表面应光滑，没有毛刺，以免损伤牙龈；且横断面为三角楔形或扁圆形以适合牙缝的形态。塑料牙签是根据牙龈乳头的外形设计成的匕首形的牙签，尖端及韧口圆钝而薄，易进入牙间隙，侧面为粗糙面，可磨擦根面的菌斑。有的塑料牙签制成中空的，有一定弹性，空心部分可以在使用过程中夹带走软垢和食物残渣。

当你已选择了适宜的牙签后，该如何使用呢？持牙签以45°角进入牙间隙，尖端指向咬合面方向，并使牙签侧缘接触牙间隙的牙龈乳头，然后用牙签的侧缘刮净牙面。如有食物纤维嵌塞，可做颊舌向穿刺动作，将食物剔除，然后漱口。注意牙签的行程一定要与牙龈的外形线平行，而不可垂直插入，更不可向牙龈方向用力，否则会损伤牙龈。

4. 间隙刷

在确实存在牙间隙的情况下，当你为使用牙签而感到无助时，不妨想想它的替代品——“间隙刷”。

间隙刷是一种清洁牙齿邻面菌斑与食物残渣的专职小刷子，适用于所有可用牙签的人。特别

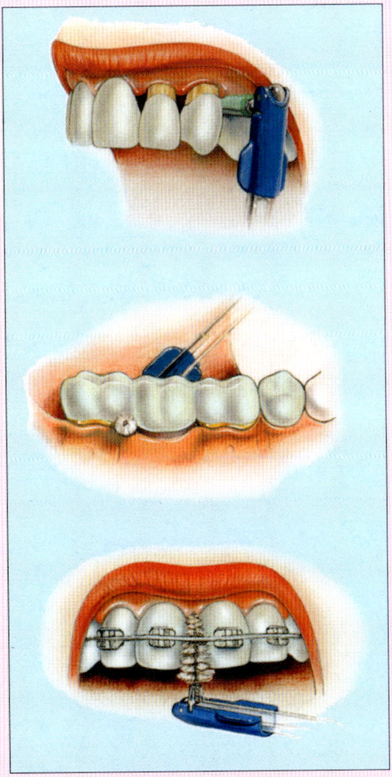

间隙刷使用方法

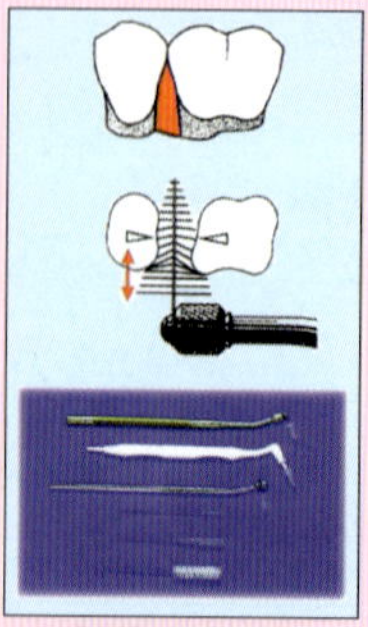

各种间隙刷

对于去除牙颈部和根面上附着的菌斑，比牙线和牙签更有效，使用起来更方便。间隙刷分刷毛和持柄两部分，持柄和刷毛形状大小不等，另据刷毛形态还可分为单束毛刷、小插刷与丝柄刷等。刷毛插在持柄上，可经常更换。使用间隙刷时可将刷头垂直插入牙间隙，并将刷头向咬合面方向略抬起，拉锯式运动间隙刷，即可靠刷毛将牙间隙的两个牙齿邻面都清洁干净。此法效率较高，且刷毛对牙龈还有按摩作用，但方向控制不好，也可能损伤牙龈。

5. 漱口液

除了刷牙、牙线、间隙刷等，漱口液也逐渐被人们所接受。但是，漱口液有哪些种类？应如何适当选择？漱口液应如何正确使用？这些都是常会产生的疑问。

（1）漱口液的种类

一般来说，漱口液可分为两大类：一是保健类，二是药物类。

保健类漱口液可有含氟漱口液或含有芳香剂的漱口液。含氟漱口液主要是用来预防龋齿，因为氟化物具有很好的防龋效果，根据氟化物的浓度不同，有的每周漱一次，有的每天漱一次，每次用量10毫升。含有芳香剂的漱口液，可清新口气，减轻口腔异味，有时芳香剂会作为其它类漱口液的成分，用来改变口感。

药物类漱口液，可根据其成分不同，作用亦不同。常用的有洗必泰漱口液，可很好地预防牙面细菌的聚集，减少牙菌斑形成，预防牙龈炎；只是长期使用可能有舌背染色的情况。另一种常用药物漱口液含有抗菌药物，如甲硝唑、替硝唑等，具有抗厌氧菌及杀菌的作用，药效较强，可辅助牙周炎的治疗，但不宜长期使用。还有的漱口液含有抗生素，如四环素、螺旋霉素等，具有不同程度的控制菌斑、消除炎症的作用，但长期使用抗生素类漱口液，可能会抑制口腔中的正常菌群，而导致菌群失调，并可产生耐药菌株，有的人还可产生过敏反应。因此，药物类漱口液适于牙周疾病的预防，但不宜长期使用，应在医生的指导下使用。

(2) 漱口液的使用

漱口液一般是用 5-10 毫升在口内含漱 1 分钟，使漱口液到达口腔内各部位，半小时内不进食或漱口，以保证漱口液成分在口腔内充分发挥作用。

值得提醒的是，在选用漱口液时，一定不要将其代替刷牙，因其只能作为刷牙的一种辅助手段。另外选择适当的漱口液后，还要注意部分药物漱口液是不宜长期使用的，以防有副作用发生。

6. 牙周洁治

(1) 洁治的必要性

未被清除的牙菌斑上会不断有矿物质的沉积，时间一长就会变为坚硬的牙石，而牙石不会被牙刷刷掉的，只有通过洁治才可去除。早期牙石较松散，日久天长，牙石就会变厚变硬。

每半年到一年，就应进行一次牙周洁治，以清除菌斑及牙石，俗称“洗牙”。因自我口腔保健再理想，也会有残留的死角不能清洁到，这就得求助于口腔医生，用专用器械去除。

(2) 洁治的方法

有超声机械洁治和手动器械洁治两种。现在以前者较为常用。

超声洁治的原理是靠超声波的高频震动将牢固附着的牙石松动，同时喷水雾，冷却机头，并将牙石冲刷下来，这是一种高效去除牙石的方法，具有省时省力的优点，医生只要将洁治机头放到位，角度调

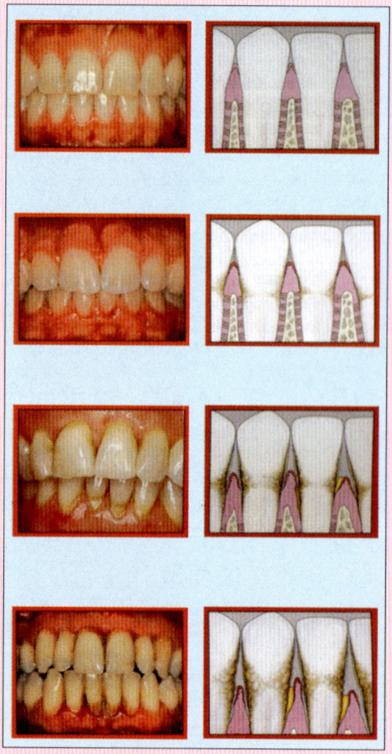

牙石的沉积图示

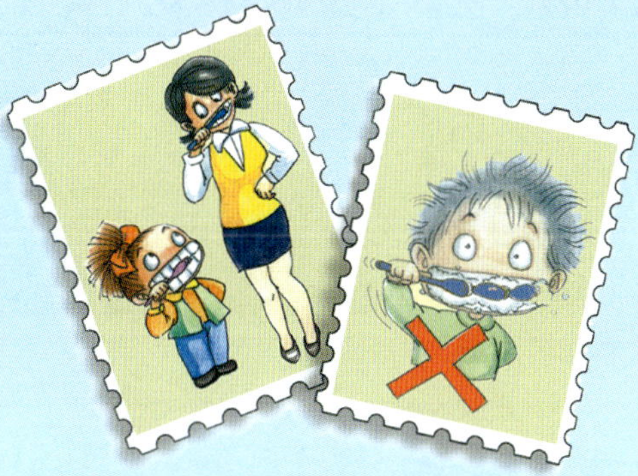

跟着老师学刷牙　　避免拉锯

节好，不需要加压，即可将牙石清除。有人认为洁治会损伤牙齿的想法是一种误解，可能是习惯了日益积累的牙石，一旦去除感觉不适的缘故。洁治效果好的关键是在洁治后粗糙的牙面进行有效的磨光，使菌斑不容易再附着到牙面上。

手动洁治是用手动器械清除牙石，针对不同的部位使用各种不同形状的器械，这种方法较麻烦费力，效率也不高，但其操作细致，手感较好，有时在超声洁治后，须用手动器械补充，以达到更好的效果。

孕期口腔疾病及其防治

1. 妊娠期龈炎

（1）发病原因

其实怀孕本身并不会直接引起妊娠期龈炎的发生。其真正的发病原因有如下几点。

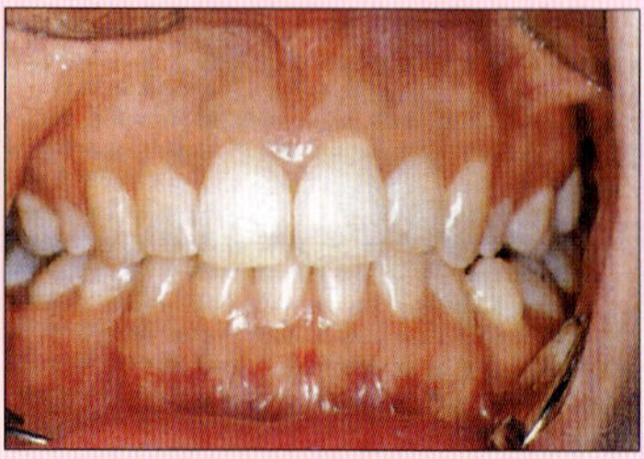

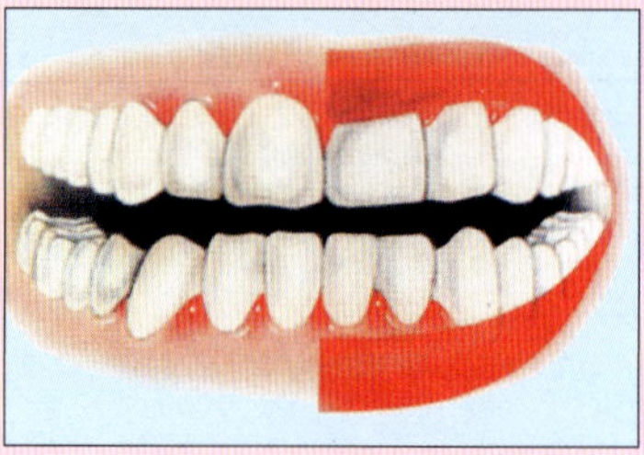

牙龈炎

首先是“牙菌斑”，它是由于刷牙不彻底，牙间遗留了食物残渣，再有大量细菌聚集形成，细菌繁殖产生的毒素可破坏牙周组织。早期表现为牙龈充血发红，易出血，称之为“牙龈炎”。如果没有牙菌斑，也不会出现妊娠期龈炎。

对于妊娠期的准妈妈，控制菌斑的难度比一般人可要大，且要辛苦得多。因为准妈妈在妊娠初期常会出现妊娠反应，导致饮食的摄取次数增加，且容易出现偏食等，这就为菌斑的堆积提供了良好的契机；另外因为妊娠期的体力下降，身体活动也减少，因此日常生活常会不规则，从而放松口腔卫生的维护。

其次是妊娠期间激素水平改变，我们都知道孕期体内的生理变化之一就是性激素（主要是黄体酮）水平的增高，这可改变组织反应，如毛细血管扩张，炎症细胞渗出等，这些均可使牙龈对牙菌斑的刺激更加敏感，局部表现为牙龈肿胀且易出血。

另外，在妊娠早期与后期，由于存在流产或早产的危险，而失去及时进行口腔疾病治疗的机会，使病情加重，口腔卫生状况变差。

（2）口腔表现

如果准妈妈在妊娠前就有不同程度的龈炎，那么在妊娠2-3个月开始常出现明显的症状，如牙龈红肿，刷牙出血等，到妊娠8个月时达到高峰。妊娠期龈炎的表现常会在分娩后2个月时，恢复

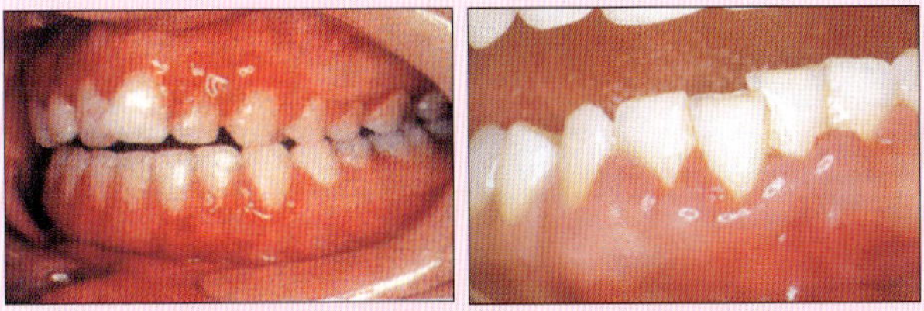

妊娠性龈炎

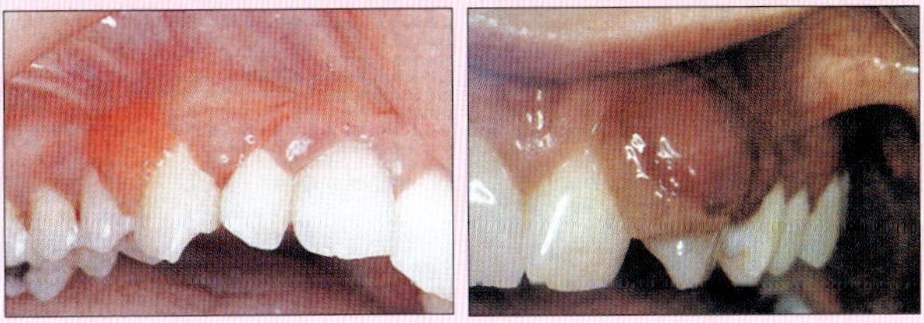

妊娠性龈瘤

到妊娠前的水平。

妊娠期龈炎可发生在个别牙的牙龈或全口牙龈，以两牙间的牙乳头处最明显，前牙重于后牙。牙龈表现为鲜红或暗红，极度松软光亮，轻触即易出血，有时甚至有自动出血。一般无疼痛感，除非龈缘有溃疡，会有轻度疼痛。严重时可出现牙齿松动，逐渐转变为牙周炎。

对于单个牙的牙龈出现的严重妊娠期龈炎，又可称为“妊娠瘤”，这并不是真正的肿瘤，而是长得像肿瘤的模样，牙乳头常呈扁圆形肥大，向两侧

扩延。一般以下前牙外侧面多见，发生率为 1.8%-5%。常从妊娠 3 个月开始，迅速增大，牙龈颜色鲜红光亮或暗紫色，质地松软或略带韧性，极易出血，严重的可影响进食。

(3) 治疗方法

对于一般的妊娠期龈炎，最主要的自我治疗方法是去除一切局部刺激因素，保持良好的口腔卫生。如前面已阐述的有效刷牙、选择适宜的牙膏、使用牙线、牙签、间隙刷、漱口液等。对于已形成牙石的准妈妈，需要到医院就诊，通过专业人员的洁治来清除。另外还需去除不良修复体、充填开放的龋洞，以去除局部刺激。

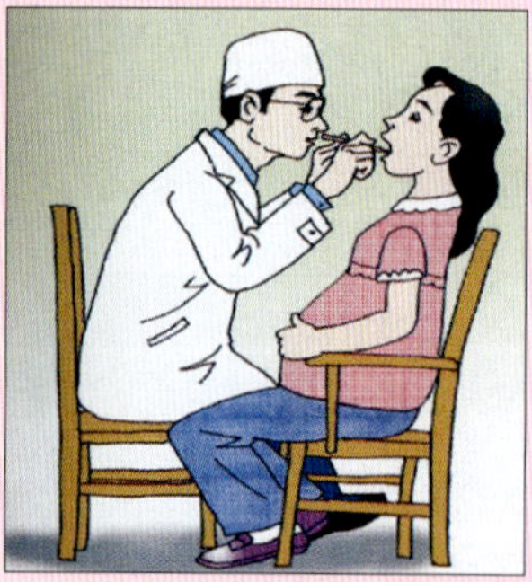

对于妊娠瘤，一般在分娩后，妊娠瘤能逐渐自行缩小，但必须去除局部刺激物，如菌斑等，才能使病变完全消失。如果妊娠瘤过大，影响进食等，可采用手术切除的方法，但手术时机应选择在妊娠 4-6 个月。

(4) 预防措施

有研究显示 36%-100% 的妊娠期妇女患有牙龈炎，如不治疗将逐渐加重。只要控制菌斑，去除局部刺激因素，保持良好口腔卫生，完

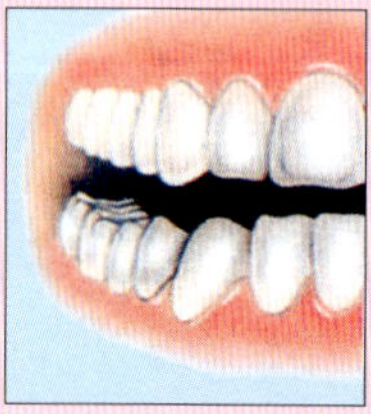

健康的牙肉应该呈粉红色，结实而不会出血的

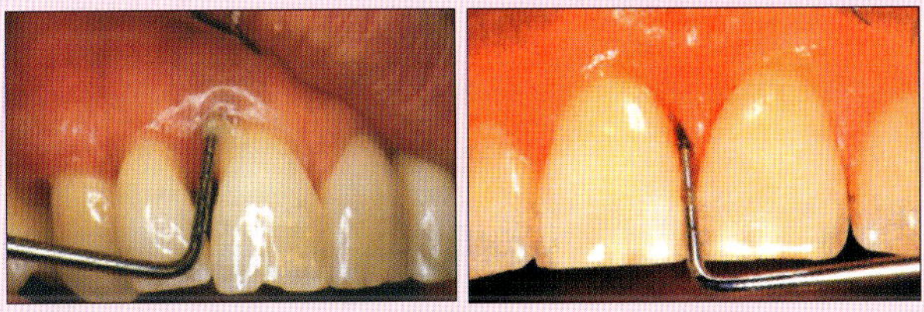

牙龈探诊出血

全可以预防龈炎的发生。

为预防妊娠期龈炎，准妈妈应在怀孕前都要做好全方位的准备，也应包括口腔检查及治疗；另外清除对牙周的不良刺激并定期复查也可预防妊娠期龈炎；还有较重要的掌握控制菌斑的方法，如认真有效的刷牙，并可结合使用牙线、间隙刷等；还要养成良好的口腔卫生习惯，如每餐后刷牙或漱口，养成良好的生活习惯。

但是如果采取了一定的预防措施，牙龈还出现持续肿胀，请及时就诊，避免出现更严重问题。

2. 牙周炎

(1) 病因及表现

牙周炎是指牙齿周围支持组织的炎症。健康的牙周组织表现为颜色粉红，质地坚韧，牢固附着在牙根面上。而有牙周疾病则表现为牙龈发红肿胀，刷牙容易出血，严重的可出现牙齿松动、脱落。牙周炎的病因有牙菌斑、牙石、食物嵌塞、咬合创伤、医源性因素、不良习惯等。

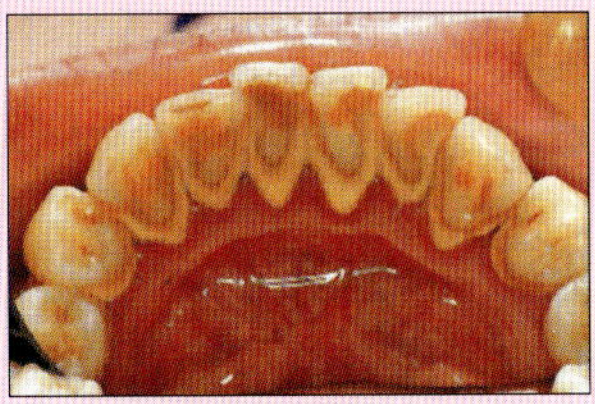

龈上牙石及烟草染色

牙周疾病的罪魁祸首也是“牙菌斑”，早期表现为牙龈充血发红，易出血，称之为“牙龈炎”。在此阶段如注意有效清除牙菌斑可使牙龈恢复健康。

但是如果牙面上的菌斑不及时清除，天长日久牙菌斑就会钙化，形成坚硬的牙石。牙石表面牙菌斑更容易堆积，牙龈继续受到细菌、细菌的代谢产物及牙石本身的刺激，牙龈慢慢从附着的牙齿上分离而出现牙周袋。牙周袋内充满细菌，有时有脓从牙周袋内溢出。此时再不进行治疗继续发展，牙齿周围的牙槽骨就被破坏，牙齿松动逐渐脱落。

食物嵌塞是人们常遇到的，对于准妈妈，可不可小觑此事，因其可能会导致细菌的聚集，刺激牙周组织出现炎症，还可引起牙龈萎缩、牙周脓肿、邻面龋等。需要及时用牙线、牙签或间隙刷等将其清除。对于因不良充填体、重度磨耗等造成的食物嵌塞，应到医院就诊，请医生进行调整，一般这样的治疗不会影响胎儿。

咬合创伤主要是上下牙的关系不协调造成的，也应请医生帮助解决。另外一些不恰当的治疗也会给牙周组织带来危害，所以请准妈妈一定选择好就医环境，以对自己和未来的宝宝负责。

而关于不良习惯造成的牙周疾病，在孕期是尤其要注意避免的。应戒烟戒酒，养成规律的生活习惯和良好的口腔卫生习惯，以健康的牙齿迎接宝宝的到来。

(2) 治疗与预防

治疗牙周疾病主要是去除局部刺激因素，不仅要进行有效的洁治，对于洁治清除不了的牙根周围的牙石，还要进行“刮治”，即由专业人员进行的复杂牙周炎治疗。这些工作最好在怀孕前进行，防止怀孕期间刮治导致刺激较大。即使怀孕期间需要做，也最好在妊娠4-6个月间进行，除非妊娠期龈炎的应急处理，且要严格控制消毒，防止炎症扩散。

预防牙周疾病的方法：要做到每天早晚进行有效的刷牙和使用牙线以彻底地清除牙菌斑；还要限制进糖的次数，以减少牙周疾病的刺激源；最后注意膳食平衡，以保持骨组织和牙龈的健康。

3. 牙齿敏感

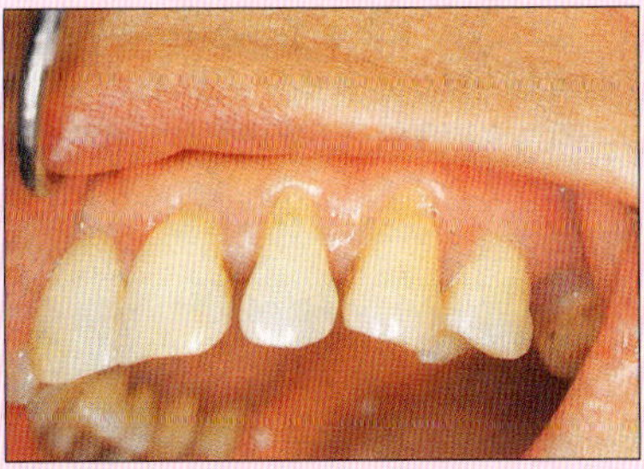

牙齿敏感主要表现为牙齿在受到外界刺激时，如机械性刺激（摩擦、咬硬物等）或冷、热、酸、甜等刺激，会产生尖锐的异常酸痛感，当刺激去除后，酸痛感会立刻消失。可能导致牙齿敏感的原因较多，有龋齿、牙龈萎缩、楔状缺损、磨耗、外伤及全身情况等。

出现遇冷、热、酸、甜敏感的症状不可大意，应及时就诊，查明原因，尽早治疗。

牙龈萎缩一般是由牙周炎引起的，因为牙根

周围组织的炎症，使牙龈及牙槽骨萎缩，而露出牙根来，牙根对冷热酸甜都较敏感，在这种情况下，最主要的是控制牙周炎，防止进一步发展，而已暴露牙根的敏感症状可使用脱敏牙膏，并减少刺激。

楔状缺损也可导致牙齿敏感，尤其对冷刺激尤为明显。主要是由于刷牙横向用力过大，或牙刷毛过硬造成，也有的是由于咬合创伤或酸刺激形成。表现为牙齿靠牙龈的部位有沟状的缺损，在牙刷或指甲接触此部位时，酸酸的感觉特难受。最好的办法是充填治疗，预防措施主要是选用正确的牙刷及刷牙方法。

磨耗主要是成年人多见，可与夜磨牙或职业有关。表现为牙齿咬合面的外层硬组织（釉质）部分缺损，而内层硬组织（牙本质）暴露会出现敏感。可以嚼茶叶、核桃仁或使用脱敏牙膏，也可以去医院脱敏治疗，如果磨耗较重，症状明显，可以由口腔医生做合垫或全冠加以保护。

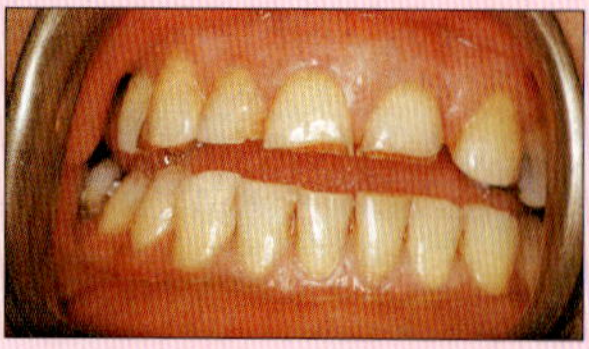
牙齿磨耗

还有外伤牙齿缺损时，也会出现牙齿敏感，缺损少时可重新补上，恢复牙齿的外形。但若缺损面累及牙髓神经时，就得杀神经治疗了。

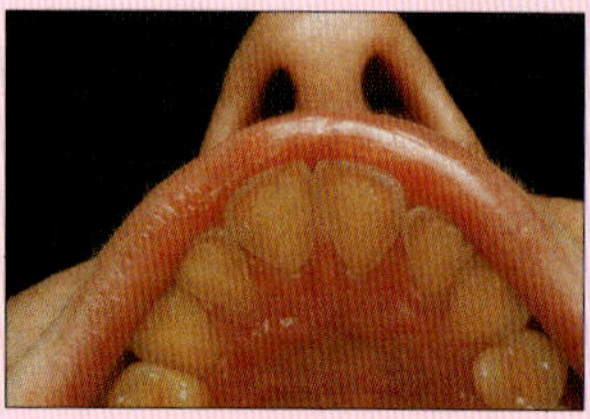
上牙腭侧酸蚀与脱矿

另外，当全身处于某些特殊状态时，也可

能会引起牙齿敏感，如妊娠性呕吐可使口腔 pH 下降，引起牙腭侧面酸蚀与脱矿。这就提醒准妈妈在呕吐后，应认真漱口，保持口腔清洁。

4. 龋病

（1）病因

首要因素是“细菌”，即牙菌斑。

其次是食物因素，进食的种类、次数及数量都可能与之有关。

再次是宿主因素，不仅牙齿的形态、结构、成分、排列等，而且唾液的成分、分泌量、流速都会影响龋齿的易感性。

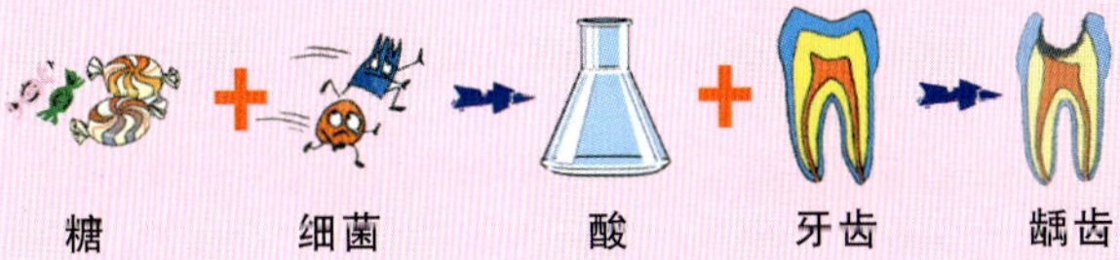

最后是时间因素，因为龋病的发生是一个慢性过程，需要一定的时间。所以早期发现、早期治疗会减少龋病。

综合几方面的致病因素，龋病形成过程如下：含糖的食物进入口腔以后，牙菌斑里的致龋菌使糖发酵产酸。酸性产物长期作用牙齿，牙齿最外层的最坚硬的牙釉质被溶解，牙菌斑里的细菌就会侵蚀牙齿硬组织的内层结构——牙本质，牙齿的结构进一步受到破坏，就会形成龋洞。

（2）主要症状

疼痛是龋病的主要症状，早期可无明显不适，

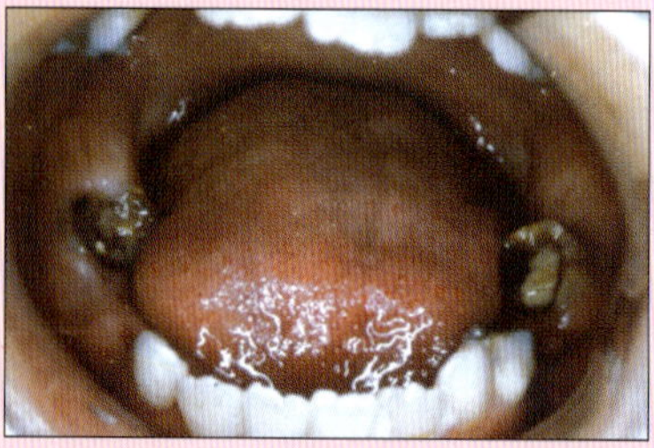

使准妈妈容易忽视，偶有遇酸甜食物时不适。进一步发展，可出现冷热敏感，但一般为一过性的，当冷热食离开牙面时，就没有了感觉。当龋齿进一步发展，形成明显龋洞后，可自己照镜子看到黑色的龋洞，进食时还会有食物嵌塞进去，出现疼痛的感觉，尤其两牙缝之间的邻面有龋坏时，嵌塞食物会有胀痛感。

（3）治疗与预防

如果有了龋洞，就得尽早治疗，以防其进一步发展为更严重的牙病。这一切只有求助于口腔医生。

预防龋病主要是针对病因预防。要想减少细菌因素的作用，就得做好口腔卫生保健，如有效刷牙，使用含氟牙膏，结合使用牙线、牙签或间隙刷等，坚持定期口腔检查，进行洁治，维持口腔卫生，这样就可使牙菌斑无立足之地。食物因素的控制，主要在于准妈妈自身，虽然是少量多餐的饮食习惯，但也要尽量在间食时少吃过甜、过粘的食物，将糖类食品尽量在正餐时补充，且要多吃含纤维类的食物。而宿主因素方面，可在怀孕前矫正不齐的牙齿，以有利于自洁，并多食酸性食物刺激唾液分泌。另外准妈妈还要与时间赛跑，赶在出现龋齿之前早期预防，即使发生了龋齿，也一定要在病

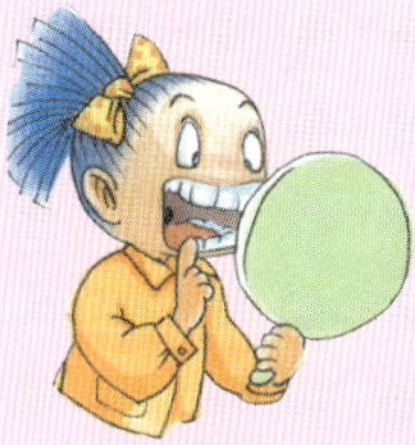

情发展之前及时治疗，一般的龋齿充填治疗对胎儿不会有影响，所以准妈妈们也不必过于紧张。

5. 牙髓炎、根尖炎

牙髓是牙齿内部一个腔隙——牙髓腔里的内容物，含有细胞、神经、血管等组织。当受外界轻微刺激时，细胞成分会有修复反应，但若刺激过于强烈，神经会传导疼痛感。

牙髓炎一般就是由于龋齿未经及时治疗而进一步发展而来的，即细菌等致病因素进一步发挥作用，向深部牙髓组织扩散的结果，若感染再向牙齿的根尖部进军，那么就会形成根尖炎。当然牙髓炎及根尖炎也有的情况是由严重的牙周炎导致的，或外伤或药物等刺激也可能引起牙髓发炎。

牙髓炎的疼痛症状可严重的多，不仅会有遇冷热疼痛，而且在不进食时也可能会有痛感，急性发作时还会伴有夜间痛得难以入眠，或带得半边脸都痛，还分不清是哪颗牙痛。慢性根尖炎可无明显症状，有时会有吃东西时发现不适，但急性发作时，可能会出现牙龈肿痛，甚至流脓，说明炎症已扩散到牙根周围的骨组织了。

牙髓炎及根尖炎的治疗仍需专业人员完成，但对准妈妈来说，有时需配合麻醉药或消炎药时就要慎重。要想预防这些炎症的发生，还是从预防龋齿做起，并控制牙周炎的发生，减少外伤机会。

6. 残根、残冠

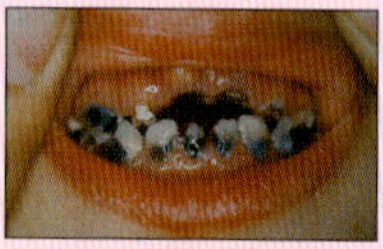

残根残冠是牙齿缺损过多造成的，龋病、牙髓炎及根尖炎是主要病因，另外还有外伤或不恰当的治疗等也可造成牙体缺损，从而形成残根、残冠。

如果残留的牙根足够长、且根尖没有病变或病变能够控制，要尽量留住牙根，再利用牙根镶上假牙，以恢复功能。但这需请专业人员进行判断和治疗。预防措施基本同前，关键是在怀孕前做好准备工作，把该治的牙治好，该拔的坏牙拔掉，该镶的牙镶上。值得一提的是，如果在怀孕期间才发现有不可保留的残根残冠，需要拔除时，最好在孕期4-6个月时拔除，怀孕的其它时间如发现问题，可做应急处理，消除急性炎症，可能的话，安排在4-6个月时拔除。

7. 智齿冠周炎

智齿冠周炎，顾名思义是“智齿”牙冠周围的炎症了。何谓“智齿”呢？即是从中线向侧边上数第八颗牙，即第三颗磨牙（臼齿），这智齿有一部分人天生就没发育，或一直埋在牙槽骨中，始终不露头，那也就免受其苦了；有人的智齿笔直得站在队列里，完好无损，那也是幸运；可偏偏有人的智齿歪着长，主要因为局部的空间不够其伸展，只好侧着身往外钻，那头顶上的牙龈就有部分还盖着，里面容易塞东西，当全身抵抗力下降时，局部牙龈就会发炎，引起“智齿冠周炎”。

出现了冠周炎，轻则局部牙龈红肿、胀痛，重则面部肿痛，还张不开嘴，可真是“有口难开”。这时需去医院进行局部消炎处理，冲洗上药，必要时还需结合部分消炎药物的治疗，待局部炎症消退后，择期拔除。拔除智齿一般选择孕期4–6个月时为佳。在妊娠前3个月，为易发生流产的时期，口腔医疗一般仅限于处理急症；妊娠4–6个月是治疗口腔疾病的适宜时期，牙科治疗最好在此阶段完成，包括拔牙及部分小手术等；妊娠后3个月则应避免全身麻醉，需急症处理时仅选择局部麻醉。

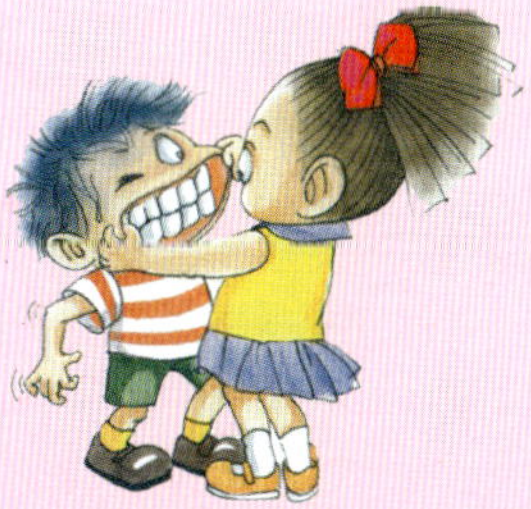

第四章　哺乳期母婴口腔护理面面观

控制致龋菌的母婴传播

前面已经提到妈妈口腔中的致龋菌——变形链球菌（简称变链菌）可以通过妈妈亲吻宝宝、妈妈为了试试食物温度而用嘴接触宝宝的奶嘴和饭匙等途径传播给宝宝。如此看来，控制致龋菌的母婴传播是预防宝宝牙病的关键环节。只要妈妈做到预防和控制致病菌的感染，采取良好的婴儿喂养方法和口腔护理就可以阻断母婴传播途径，减少和推迟致病菌在宝宝口腔内落户定居，从而预防龋齿的发生。

首先，准妈妈孕期保健时在口腔健康检查中可以用变链菌试剂检测盒进行测试，方法是蘸取少许口腔混合唾液放入试剂瓶中在温箱里培养48小时后观察变链菌的生长繁殖情况。如果变链菌的生长繁殖的数量大，则属于高危变链菌母婴传播者；反之，则变链菌母婴传播的危险性小。

对于高危变链菌母婴传播的妈妈可以采取以下几种方法进行预防和控制。

* 加强个人口腔卫生以减少口腔变形链球菌的生长繁殖的数量。

* 在孕中期及时充填尚未治疗的龋齿。

* 咀嚼木糖醇口香糖。木糖醇是一种天然的甜

味剂，它不能被变链菌利用发酵产酸。长期使用木糖醇口香糖可以显著减少口腔内变形链球菌的数量而没有其它的副作用。建议在每餐饭后咀嚼1-2片木糖醇口香糖。

* 抗菌药物，一般是将洗必泰加到凝胶中由医生使用或加入漱口液中自己使用，使用时机在宝宝长牙期间为好，这时期可以称为变链菌母婴传播的“窗口期”或“危险期”。

宝宝出牙前的口腔护理

宝宝出生后没有长牙时，无法进行咀嚼，只是依靠口腔生理反射运动吸吮和吞咽流体食物，以摄取生长发育所必需的养分。这些食物很容易滞留在口腔软组织表面，如没有及时清洁干净，便容易被平时存在于口腔内的微生物分解利用，久之造成这些微生物大量生长繁殖，超过了宝宝口腔粘膜的抵抗力后，就有可能造成口腔软组织表面发炎、红肿甚至糜烂。因此，即使宝宝的牙齿还没萌出，也要

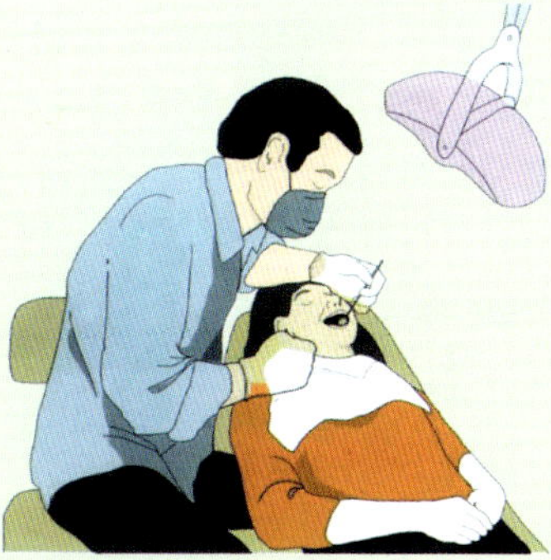

重视宝宝出牙前的口腔护理。

妈妈一定要注意维护宝宝出牙前的口腔卫生和饮食卫生。定时喂奶，喂奶时间不宜过长，给宝宝喂奶或果汁后，应给少量温开水，冲洗滞留在口腔软组织和粘膜表面的饮食，帮助清洁口腔。在每次哺乳后和每天晚上，妈妈可以用手指缠上消毒细软纱布或将棉棒蘸湿，轻轻擦拭舌头、颊部、上颚和牙龈等部位，从而养成宝宝进食后立即清洁口腔的习惯。另外，还可以让宝宝适应伸进嘴里进行清洁的动作，为乳牙萌出后建立刷牙习惯打下良好基础。

除了为宝宝维护口腔卫生以外，还要注意随时保持宝宝生活环境的清洁卫生，凡是宝宝可能接触到或经常玩耍的玩具都要清洁干净，预防病从口入。

出牙前良好的口腔卫生维护，不但可以保证宝宝的口腔健康，还可以帮助宝宝形成良好的口腔卫生习惯，对以后预防龋齿和牙龈炎的发生大有裨益。

宝宝牙齿的发育

年轻的准妈妈和妈妈，您一定非常想了解您可爱的宝宝牙齿是怎样发育成熟并萌出的吧？那么，我们就从宝宝牙齿的发生发育来看看吧。

牙齿的发育主要分为牙胚形成、钙化和萌出三个阶段。

当怀孕6周左右，胎儿的口腔粘膜细胞在将来要形成牙齿的部位迅速增生，形成上下两个弧形牙板，随后细胞继续增生，在上下牙板各形成10个球形隆起，以后生长发育成20个乳牙牙胚。在胎儿

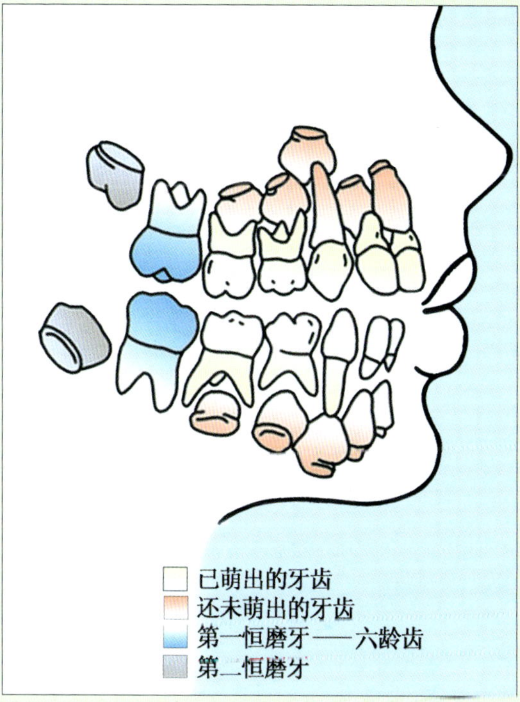

5-10个月，乳牙胚的舌侧增生膨大，形成20个恒牙胚，以后即发育为替换20颗乳牙的继承恒牙，同时牙板在最后一个乳牙胚处继续延伸，逐渐形成恒磨牙的牙胚。牙齿的生长发育大致可分为牙胚形成、开始钙化、牙冠形成和牙根形成等阶段。其中在胚胎期，全部乳牙的牙胚均已形成并钙化，恒牙的切牙、尖牙和第一恒磨牙牙胚都已形成。也就是说，当宝宝出生时，体内已经有20个乳牙牙胚和16个恒牙牙胚。因此，母亲妊娠期的健康状况会直接影响宝宝牙齿的健康。

牙齿对钙、磷等矿物质的需求并非在任何时候都一样需要，只有在釉质的钙化期才是最需要的。乳牙釉质的钙化期是从母亲怀孕4个月到婴儿出生后1年，恒牙是从出生到8周岁。此期，无论是母亲和婴儿患病或服药均有可能会影响牙齿的正常发育。这个时期如果缺钙，会在釉质发育的相应部位留下障碍的痕迹，以后就是再补充钙，痕迹也不可能消除。因此，釉质钙化期保证钙磷的充分供应是健壮牙齿所必需的。

记住哟，其实宝宝在妈妈肚子里第五至六个星期，牙就开始形成了。到宝宝出世的时候，牙槽骨里面已经有20颗乳牙胚和16个恒牙胚啦。

宝宝牙齿的萌出时间

做妈妈的可能都有类似经历：大家在一起谈及自己的宝宝时都非常幸福，并会就宝宝的各种趣事和问题互相交流。这天，6个月大的胖胖的妈妈说："胖胖昨天长出一颗小牙啦。"旁边青青的妈妈说："我们青青4个月的时候就长牙了。"铮铮的妈妈说："嗨，听说成成生下来就长了一颗小牙呢？"这样一来，旁边杉杉的妈妈有些着急："怎么我们家杉杉都9个月了，还没长一颗牙呀？"那么，到底宝宝什么时候长牙是正常的呢？

一般来说，大多数宝宝在出生后6至8个月长出第一颗乳牙。最先长出的乳牙是下颌正中的两个中切牙，然后是上颌的中切牙，再次则是下颌与上颌的侧切牙（每一侧的第2个），第一乳磨牙（每一侧的第4个)，乳尖牙（每一侧的第3个）和第二乳磨牙（最后一个)。到两岁半左右，长齐所有乳牙。但由于气候、人种、生活水平和个体差异等方面的原因，婴儿出牙的时间也略有不同，只要在1岁之内萌出第一颗牙齿的婴儿都属正常。如果超过1周岁仍未有牙萌出的，则应请医生诊治，以排除其它全身性疾病如佝偻病、克汀病或局部性疾病如口腔肿瘤等。还有少数婴儿在出生后不久甚至刚出生便有长"牙" 的，一种是在牙龈上出现一些米粒大的白色小突起，其实这并不是牙齿，而是牙齿发育过程中的残余角化物被排斥出来，这种小突起可让其自行缓慢脱落，也可请医生除去。另一种是真正的牙齿早萌，称为“诞生牙”，诞生牙常较松动，这时就应该请口腔医生看看了。

*** 医生说每个宝宝出牙的时间都不太一样，有早有晚。不过，如果到1周岁都没有长出牙齿的话，就要到医院去看看啦。**

乳牙发育时间表

名称	牙不发生期	开始钙化期	萌出时期	脱落时期
中切牙	胚胎6周	胎儿4个月	出生后6-7个月	6-7岁
侧切牙	胚胎6周	胎儿4个月	出生后7-9个月	7-8岁
尖牙	胚胎7周	胎儿5个月	出生后16-18个月	9-12岁
第一磨牙	胚胎8周	胎儿5个月	出生后12-14个月	9-11岁
第二磨牙	胚胎10周	胎儿6个月	出生后20-24个月	10-12岁

宝宝出牙时的疑问

宝宝长牙的时候，有不少自然的反应。有的妈妈不了解，常会感到忧虑，生怕自己的宝宝有什么不适的地方。下面就请口腔医生谈一谈宝宝出牙时常见的现象，以及怎么样对宝宝进行护理，为您提供锦囊妙计。

宝宝长牙时最多见的一个现象就是流口水，这是由于牙齿萌出时刺激相关的神经，使得唾液分泌增多，由于小儿口底浅，吞咽功能不完善而出现暂时性流涎，该现象随年龄的增长可以自行消失。有的宝宝口水特别多，清洁不及时甚至会导致皮肤起疹子。因此妈妈要用毛巾替宝宝勤抹拭和勤换围嘴儿，保持卫生和干燥。如果流太多口水，还要补充适量的水分。

另外，在乳牙萌出的时候，宝宝常喜欢咬手指、玩具等硬物，这是由于宝宝长牙时牙龈常觉得痒痒，爱咬东西，这时要多加小心看护，以免其乱咬硬物等锐器而损伤牙龈粘膜。在此阶段，除了转移其注意力外，还可以买现成的牙胶棒，洗干净后放在冰箱里，用冰过的牙胶给宝宝咬，有助于减轻牙龈痕痒。也可用固齿器让他咬，也可以有效地减轻不适的症状。要注意的是，在第一颗牙长出后就不可以使用固齿器，以防咬破后内部液体流出，应改用其它物品替代。

大多数宝宝在出牙时牙龈有充血水肿，表现在长牙的局部区域，牙龈颜色为蓝紫色，有时牙龈会肿痛，这些症状尤其在长第一颗牙时最明显。所以，在出牙期要注意婴幼儿的清洁卫生，加强护理，如每次进食后均要喂给白开水以清洁口腔与牙龈粘膜，以减轻出牙时的不适感，同时创造良好的环境，以利乳齿的顺利萌出。如果婴儿牙床特别红肿、局部发烫甚至化脓，婴儿可能会出现发热症状，则是感染的征兆，须及早就医。

宝宝长牙时常伴随不安、急躁、胃口不佳等反应，因此常常夜间哭闹。这一方面与牙齿的萌出刺激有关；另一方面也与婴儿的食谱变化有关，因为这个时期正是添加辅食的时候，宝宝还无法马上适应。如果食欲欠佳，可以尝试改变食物的种类和调节味道，以迎合宝宝的口味。如果情绪不安，妈妈就要实行安抚，花多些时间陪宝宝玩耍，让宝宝专注于游玩的乐趣，以减少不安的情绪。

常有妈妈讲她的宝宝出牙期间经常发热。其实，发热和出牙是没有直接联系的。父母应及早带宝宝去看医生，把病医治好。

举足轻重的乳牙

请注意下面两条信息：

乳牙：出生后约从6个月至3岁陆续长出，共20颗。

恒牙：6岁左右陆续长出，乳牙逐渐脱落，由恒牙替代。

每颗乳牙牙根下面都有一颗正在生长中的继承恒牙。乳牙牙根在继承恒牙的顶压下逐渐吸收，乳

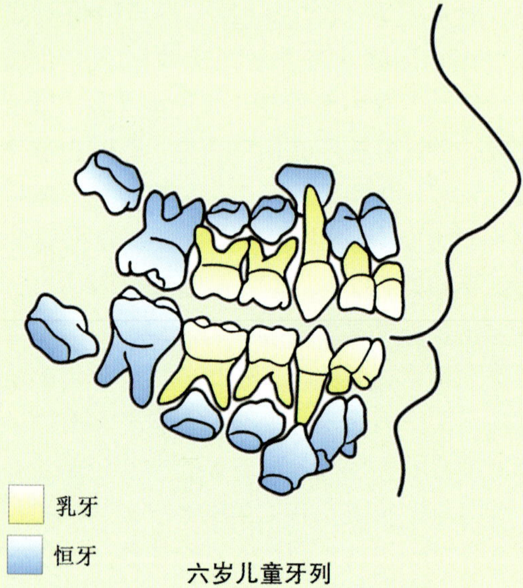

六岁儿童牙列

牙开始脱落，位置由恒牙取代。

乳牙不仅是婴儿期、幼儿期和学龄期咀嚼器官的重要组成部分，而且对儿童的生长发育、正常恒牙列的形成等都起着重要的作用。首先，婴幼儿期是生长发育的旺盛期，健康的乳牙有助于摄入食物，良好的咀嚼产生功能性刺激，对于儿童颌骨及牙弓的发育乃至日后恒牙的萌出、生长及排列都很关键。其次，乳牙的存在为继承恒牙的萌出预留间隙，对恒牙的萌出有一定的诱导作用，如乳牙龋坏和早失，都可造成继承恒牙萌出时间异常或错位萌出。而且，乳牙期正是宝宝呀呀学语的时候，正常的乳牙列有助于正确发音。而且健康整齐的小乳牙有助于幼儿在最初的人际交往中建立自信，“豁牙小老头或小老太”会给儿童心理带来不良刺激。

有人认为“乳牙是暂时的，无关紧要的”是很不对的。乳牙龋坏发展为牙髓炎、根尖炎时会对下方正在发育的恒牙牙胚造成不良影响，可能会导致恒牙釉质发育不全，甚至无法发育；引起牙源性囊肿。乳牙龋坏严重可导致乳牙早失，恒牙受影响萌出过早或过迟，常发生排列紊乱和位置不足，使㕮关系紊乱及恒牙错㕮畸形。乳牙龋坏使得宝宝不敢用患侧咀嚼，久之，养成偏侧咀嚼习惯颌骨发育不对称形成歪脸，如果发生急性炎症还会引起一系列严重并发症。

如果第二乳磨牙因为严重龋坏而过早丧失，后果是非常严重的。因为第二乳磨牙的后面是第一恒磨牙，如果第二乳磨牙早失，第一恒磨牙萌出时会向失牙空隙移动，使空隙缩小。等到继承的第二恒双尖牙萌出时，由于空隙不足而被迫歪斜地从旁边长出或不能长出，形成牙齿排列不齐。牙齿排列不齐不仅影响咬合，而且不整齐的部位很难彻底清洁，容易积聚牙菌斑和食物残渣，增加龋齿和牙周病的发病机会。

有的妈妈认为乳前牙会阻碍恒前牙的萌出，要求将乳前牙拔掉，这是非常不可取的。乳前牙过早缺失，前牙槽骨会因缺牙而变形、缩窄，空隙缩小，当恒前牙萌出时，将会由于空隙不足而受阻碍，造成牙列不齐。只有恒牙已萌出而乳牙仍不下岗时（专业称为乳牙滞留），才可以将乳牙拔掉。

从全身健康而言，宝宝乳牙龋坏或早失会使咀嚼功能受损，易形成挑食、偏食等不良习惯，影响胃肠道功能和营养物质的消化与吸收，从而影响宝宝正常的头面部、骨骼、肌肉甚至大脑的正常发育。

既然乳牙如此重要，从孕期到宝宝长牙，妈妈都应该精心呵护，重视宝宝乳牙的护理，并应悉心教导宝宝维护好小乳牙。

* 保证孕期健康和营养均衡，同时避免接触有害物质。

* 提倡母乳喂养，人工喂养要注意营养均衡，少吃甜食和甜饮料。

* 宝宝长出第一颗牙时就要每天给宝宝刷牙，3岁左右教宝宝学习刷牙。

* 减少宝宝进食甜、粘性食物的次数，降低牙齿龋坏机会。

* 乳牙萌出后应每3-6个月请牙医给宝宝检查牙齿，发现牙病及时治疗。

* 乳牙有深窝沟的建议在3-4岁时及时做窝沟封闭。

* 如果乳牙龋坏，应及早接受治疗，尽可能保留乳牙到生理替换期。

宝宝口腔卫生维护

一般而言，宝宝出牙时口水增多，口角流涎，喜欢把手指塞入口中吮吸。此时吮指并非坏习惯，妈妈不必强迫宝宝把手指拿出，只需注意把宝宝的手洗干净，不要把病菌带入口中。这时宝宝更需要妈妈的亲近与爱抚，妈妈不要在此时给宝宝断奶。除了锻炼宝宝的咀嚼功能外，妈妈就应该开始注意维护宝宝的口腔卫生了。

乳牙萌出后，每当宝宝进食完毕，妈妈可将干净的纱布套在食指上或用棉签蘸清水，轻轻擦拭牙面，1岁左右可以由妈妈戴着乳胶指套牙刷为宝宝刷牙，特别在睡前刷牙是最重要的。2岁左右的宝宝可以用幼儿牙刷刷牙，同时要教会其漱口。3岁以后可以让宝宝在监督下自己刷牙，逐渐养成早晚刷牙、饭后漱口的好习惯。

用什么样的牙刷给宝宝刷牙呢？帮助幼儿选择牙刷时，首先要注意牙刷头的长度，一般能盖住2-3个牙为佳，最好选用儿童保健牙刷，刷毛要软，不要刷痛宝宝导致拒绝刷牙，刷柄要容易握持。

在哪儿给宝宝刷牙呢？只要是方便舒适、光线充足，能够看清楚宝宝口腔内的牙齿的地方都可以，比如客厅、书房、卧室。不建议在浴室刷牙，因为浴室地板较滑。

怎样给宝宝刷牙呢？妈妈给宝宝刷牙时，应选择一个让宝宝躺着既舒服又稳定的姿势，父母可以看清口腔内的各牙位为宜。一般来讲，可以让宝宝仰卧，头枕在妈妈臂肘弯里，头向左或向右偏，以免有口水在喉咙里不舒服。由妈妈另外一只手为宝宝刷牙。为婴幼儿刷牙

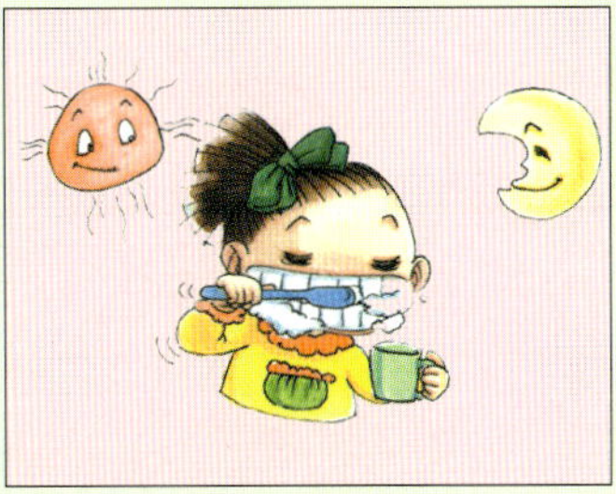

时不能太急躁，力量要轻。刷牙时应密切观察易患龋的部位，如后牙的咬合面及邻接面，上下前牙的牙缝处。如果邻面刷不到时可用牙线清洁。宝宝大些后，可以让宝宝坐在小椅子上，斜靠在妈妈身上刷牙。至于2-3岁的宝宝，妈妈可以教她自己独立刷牙，此时宝宝手指灵活度不够，无法彻底清洁自己的牙齿，需要妈妈耐心帮助，建议睡觉前还是由妈妈帮宝宝刷一次牙。

给宝宝刷牙用牙膏吗？一般来说，2岁以内的幼儿刷牙不建议使用牙膏，因为吞咽功能不全容易吞咽牙膏。因此建议宝宝在刚开始长牙时不用牙膏，等到宝宝学会漱口后就可尝试使用牙膏。最好选用含氟牙膏，但要注意用量一定要小（黄豆粒大小），一定要督促宝宝刷完牙后把牙膏漱净。

宝宝饮食建议

宝宝不同的生长发育阶段，有不同的营养需求，细心的妈妈们，一定要适时地调整宝宝的饮食。

1. 婴幼儿喂养应注意的问题

宝宝全部乳牙牙冠的形成和多数恒牙牙胚形成钙化都是在哺乳期，也是快速生长发育期。因此，保证供给充足的蛋白质，维生素A、B、C、D和含无机物如钙、铁、磷等的食物，才有利于牙齿的正常发育。母乳中含7%的乳糖，致龋菌可利用乳糖产酸，如果无规律地给婴儿哺乳或断乳晚会使宝宝养

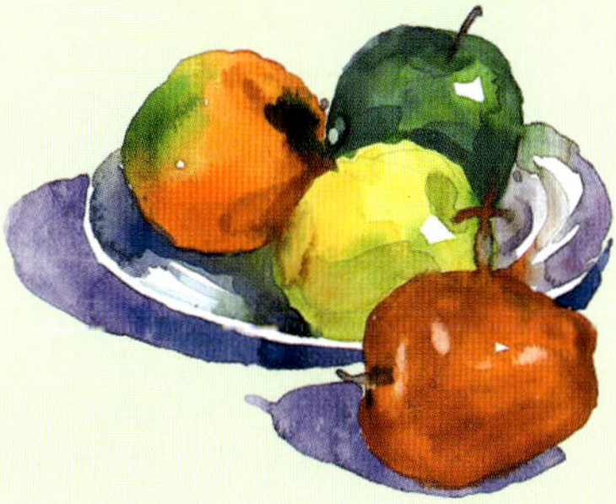

成无规律的饮食习惯，这样的宝宝很容易发生龋齿。因此，要强调有规律的母乳喂养。这样也便于因母乳不足需加以人工喂养时，可以计算宝宝的摄入量。当母乳不足或为断奶做准备需增加辅食时，应当注意添加食物的种类，要控制甜食的量，以免养成儿童偏食或偏爱甜食的习惯。同时，给宝宝点心、甜食要规律，尽量选择不粘牙的食物，最好在吃饭前后吃，不要在餐间食用。平时还应注意补充一些纤维性食品，以增强儿童的咀嚼功能，因为咀嚼能锻炼面部肌肉，刺激颌骨的生长发育。若一味进食蛋糕、面包等甜软食物，除易患龋外，还会影响颌骨的生长发育，牙齿可由于颌骨位置不足而发生排列不齐、牙列拥挤等现象，影响美观和功能。妈妈千万要注意，不要把糖果当作奖励宝宝的手段。

2. 早期饮食习惯的建立和营养指导

儿童生长发育快，代谢旺盛，对营养素要求高，营养物质的供应要考虑儿童的生理需要和吸收功能。为促进身体生长发育和有助于口腔健康，还要建立良好的饮食习惯。

母乳是婴儿最好的天然食品，它具有热量高、各种营养素适合小儿需要和消化能力，还有较多的酶和抗体，有利于婴儿消化、吸收和抵抗疾病的优点。直接哺乳既方便又卫生、经济。哺乳时应注意哺乳姿势，这关系到儿童颌面的生长发育。

牛奶人工喂养时，要注意加糖适量，最好不超过3%。5-6个月起应补充各种半固体食物。一方面满足婴儿生长需要，另一方面培养婴儿咀嚼能力，为过渡到断乳做准备。添加辅食应循序渐进、由软到硬、从一种到多种，从少量逐渐增多。可从两个月时开始添加逐渐从米糊、鱼肉、蛋类过渡到五六个月时的烂粥、肉末、菜泥等，这样既可使消化系统逐渐适应，又可及时锻炼咀嚼功能，刺激牙齿萌出。到多数乳牙萌出以后，还可逐渐给宝宝添加饼干、瘦肉、豆类等较硬韧而耐咀嚼的食物，进一步促进牙齿与颌骨的发育。另外注意不要让宝宝偏食。

3. 甜饮料奶瓶喂养的危害

如果饮食中含糖过多，如奶瓶喂养中牛奶加糖多、经常饮用含糖饮料等，易在上前牙等部位滞留和致龋菌聚集。特别是夜间入睡前用含糖牛奶或果汁喂宝宝又不及时清洁口腔，就容易产生乳牙龋坏，发生儿童早期龋也称“奶瓶龋”，表现为全口牙齿龋坏，并且发展迅速，影响咀嚼和美观。最好用杯子给宝宝喂水，少用或不用含糖饮料，尤其不要让宝宝含奶瓶睡觉，1岁以后就应停止使用奶瓶。

宝宝的定期口腔健康检查

许多妈妈忽视给宝宝定期做口腔健康检查，甚至认为乳牙以后还会换的，有洞不补也没关系，直到有一天宝宝的脸突然肿了起来，哭闹着不肯进食才着了慌。那么，应在何时给宝宝做口腔健康检查呢？

答案是从一出生就开始。新生儿检查时主要观察有无颌面部畸形、上皮珠、早萌牙以及鹅口疮等口腔粘膜疾患。以后每隔半年应该进行一次定期口腔健康检查，牙萌出后，主要观察牙颌关系是否正常、有无龋齿及软组织状况，发现问题及时处理。

也许您觉得奇怪，宝宝这么小，嘴里没长几颗牙，有必要去检查口腔吗？其实早期检查口腔的主要目的是预防。因为我国乳牙患龋率很高，婴幼儿许多口腔的疾病与其饮食、喂养习惯密切相关。例如婴幼儿奶瓶龋，主要就是因为喂养方式不当和习惯不佳，婴幼儿总是含着奶瓶入睡，奶瓶中的奶、果汁或其它甜性成分就可能使刚刚萌出的乳牙脱钙、龋坏，而且发展很快。但如果在早期就去做口腔健康检查，口腔医生就会及时进行口腔健康指导，提醒父母正确喂养的方式，并建议妈妈如何在餐后、睡前替宝宝清洁口腔和牙齿。因此，定期检查时间越早，预防口腔疾病的机会就多一分。

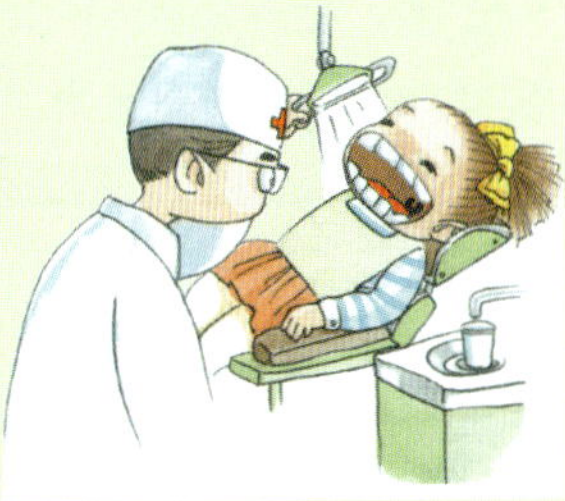

大家都知道，许多小朋友非常怕看牙，这主要是害怕口腔治疗过程中的疼痛经历。口腔定期检查既简单又不会感到痛苦，如果养成定期口腔检查的习惯，使宝宝从小就熟悉口腔医疗环境和检查器械等，由于检查不会造成疼痛，对小朋友而言，是一次愉快的体验，可因此建立对口腔医生的良好印象，并可减少以后看牙时不必要的恐惧和抗拒心理。

因此，养成从小定期口腔健康检查的习惯，对宝宝来说是终生受益。

宝宝口腔健康习惯的建立

要想宝宝拥有洁白整齐的牙齿，首先要从培养良好的口腔卫生习惯开始。

1. 良好的哺乳习惯

哺乳的时候，妈妈就应该注意要开始逐步为宝宝建立良好的口腔卫生习惯了。

哺乳时间：出生后3个月内，每隔3小时喂奶一次，以后每隔4小时一次，不要一见哭闹，就将奶头或者安慰奶嘴儿塞进宝宝口内来哄他，因为前者可使婴儿连续吸吮，既消耗体力，又因口部肌肉不断收缩，使颌骨发育受限；后者不断吸入大量空气，而且会压迫上腭，使上腭变得过高过窄，甚至会引起牙龈发炎。

哺乳方式：从婴儿出生始，喂奶时要注意喂奶姿势，最好抱着喂，左右轮换喂奶，以免影响婴儿颌面部的生长发育。哺乳后给宝宝喂些温开水，用以冲洗口腔。不要让宝宝养成含奶嘴入睡的习惯，也不要用空奶嘴作为安抚物让宝宝含着入睡。母亲给婴儿喂奶时，一旦发现婴儿已睡着了，就要及时抽出乳头。因为婴儿入睡后唾液分泌减少，附着于牙面上的奶水，容易被细菌利用发酵产酸，造成牙齿脱矿、龋坏，形成严重的奶瓶龋。最好在一岁左右培养宝宝用汤匙喂食的习惯。

2. 及早锻炼宝宝咀嚼功能

咀嚼对颌骨产生生理性刺激，可以促进骨骼生长，锻炼肌肉的功能。良好的咀嚼功能是预防错𬌗畸形的最佳方法之一。因此要及早锻炼宝宝的咀嚼功能。婴儿出生后4个月，颌骨与牙龈就已发育到足以咀嚼半固体甚至固体食物。因此从出生5-6个月起，应给宝宝补充各种半固体食物，一方面满足婴儿的营养需要，另一方面培养婴儿的咀嚼能力。当乳牙萌出以后，要循序渐进、有步骤地添加辅食，多喂食一些富含纤维、具有一定硬度的食品，如蛋黄、果泥、菜泥等，以便更好地促进牙弓、颌骨的正常生长发育。等宝宝稍大后，要鼓励宝宝多吃蔬菜、坚果类食品，促进咀嚼功能的发育。

3. 培养宝宝良好饮食习惯

良好的饮食习惯是宝宝口腔与牙齿健康的保证。要限制甜食的摄入，控制吃糖果的次数，而且吃糖果时最好在进餐时同时吃，不要在餐间频繁吃零食。餐间的加餐最好是水果、蔬菜、牛奶、核桃、花生等食物。宝宝不在临睡前进食。

有的妈妈怕宝宝咬不碎食物，习惯自己先咬碎再喂给宝宝，这是不好的。因为近几年的研究证实，妈妈嘴里的变形链球菌会通过这些亲密接触定植于宝宝口腔中，对宝宝有较大的危害。

4. 建立早期口腔卫生习惯

乳牙是幼儿时期的咀嚼器官，又是未来恒牙萌出的向导，乳牙的好坏对于宝宝的健康发育有着举足轻重的影响。所以，妈妈一定要培养宝宝建立良好的口腔卫生习惯。出生后可用湿棉卷或棉棍轻轻擦拭宝宝口腔，乳牙萌出后要按时擦洗或用指套牙刷帮助宝宝清洁牙齿，3岁以前帮助宝宝刷牙，3岁以后指导宝宝逐渐养成自己刷牙的口腔卫生习惯，并监督宝宝刷牙。同时要培养宝宝养成餐后漱口、睡前刷牙、少吃甜食的习惯。

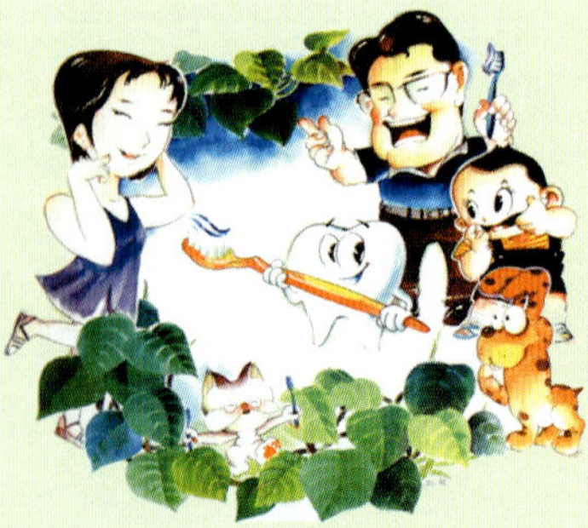

第五章 0-3 岁宝宝常见的口腔问题

诞生牙

一天，一位年轻妈妈抱着襁褓中的宝宝，急匆匆走进我的诊室，焦急的说到："医生，您快看看我的宝宝吧。"

我急忙站起身，说道："您别急，慢慢说，宝宝怎么不好?"

"我的宝宝刚出生三天，可一出生就有了两颗牙齿，接生的大夫说还从没见过生下来就有牙的宝宝，让我们来口腔科查查，别是什么病吧?"

听她这么一说，我已明白了八九分，再给婴儿做了口腔检查后，发现宝宝长了两颗下门牙。

我坐下来，耐心的对她说道，"你不要着急。宝宝刚生下来，大都是没有牙齿的，长到六个月时才开始萌出乳牙。你的宝宝生下来就有牙齿，确实比较少见，但不是病。在医学上，称作'诞生牙'，是一种早萌乳牙，它们多数是正常的。但大多没有牙根或牙根发育很少，牙是松动的。"

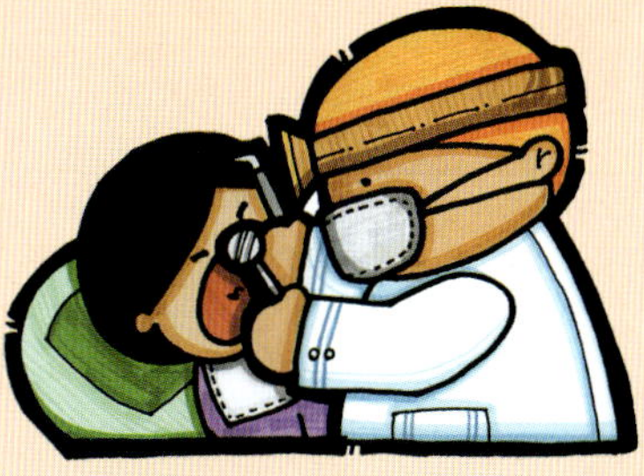

"那会不会影响宝宝生长发育

呀?”

望着这名心急的母亲，我接着说道：“早萌乳牙极度松动，影响婴儿哺乳，有造成脱落被吸入气管的危险，常需拔出。但你的宝宝的诞生牙不松动，可在吮乳时，由于下门牙对舌系带的摩擦，易造成系带处的创伤性溃疡。如果发生了，可以改为汤勺喂乳。溃疡处涂以龙胆紫，几天就好。”听了我的讲解，这名年轻妈妈的脸上露出了欣慰的笑容，她怀中的宝宝，也好像听懂了似的笑了。

牙龈炎

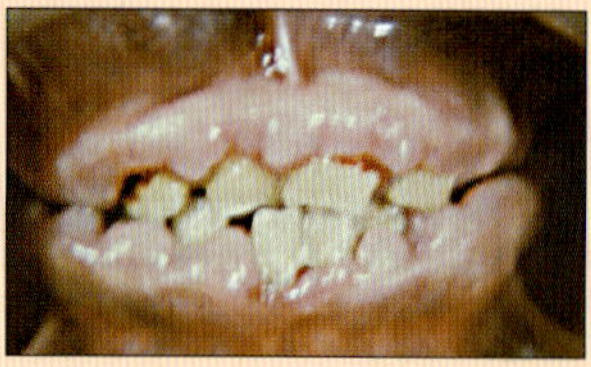

婴幼儿由于牙龈薄，比较娇嫩，加之此时期不易彻底进行口腔清洁，因此受细菌感染或外伤刺激后易发生炎症。

有一种龈炎发生在婴儿牙齿萌出的时候，表现在长牙的局部区域，牙龈充血水肿，颜色呈现蓝紫色，有时牙龈会肿痛，这些症状尤其在长第一颗牙时最明显。这叫作“萌出性龈炎”，这主要也是由于牙齿萌出时疏忽婴儿口腔卫生护理的缘故。

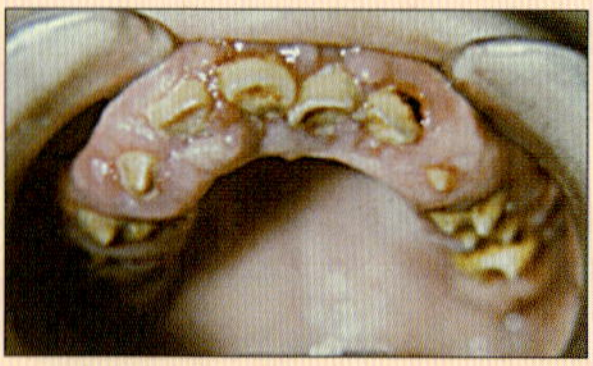

不洁性牙龈炎常见于儿童牙齿排列不整齐、口腔清洁作用差，或口腔卫生习惯不佳，饭后不漱口、刷牙不认真，从而使细菌和食物残渣留在牙龈

缘和牙面上，刺激牙龈，引起牙龈发炎。

妈妈应认真做好宝宝的口腔护理，乳牙萌出后帮助和监督宝宝注意保持口腔卫生。

婴幼儿龋齿

婴幼儿最常见的口腔疾病是龋病，尤其是喂养不当的宝宝，可以发生猛性龋。乳牙比恒牙容易患龋，这与乳牙解剖形态、组织结构及所处环境均有关。乳牙的釉质、牙本质均较薄，钙化度低，抗酸力较弱，乳牙的结构也使得食物残渣容易滞留，并且儿童的饮食多为软性食物，粘稠、含糖多，易于发酵产酸形成龋齿。由于儿童的睡眠时间长，口腔处于静止状态，唾液分泌减少，不容易自洁，而且幼儿不能很好地刷牙，食物、软垢易停留在牙面，细菌容易生长，也是乳牙易患龋的重要因素之一。

龋病的预防除了每日清洁牙齿、建立良好的口腔卫生习惯外，还需要定期检查牙齿，发现龋病及时治疗，不要等出现较严重的并发症才去求医，这样宝宝既痛苦又会对治疗产生惧怕心理，而影响以后的治疗。

也许您持有这样的观点：乳牙迟早是要替换的，因此乳牙龋齿可以不需要治疗。这种观点是非常错误的。乳牙龋齿不仅会造

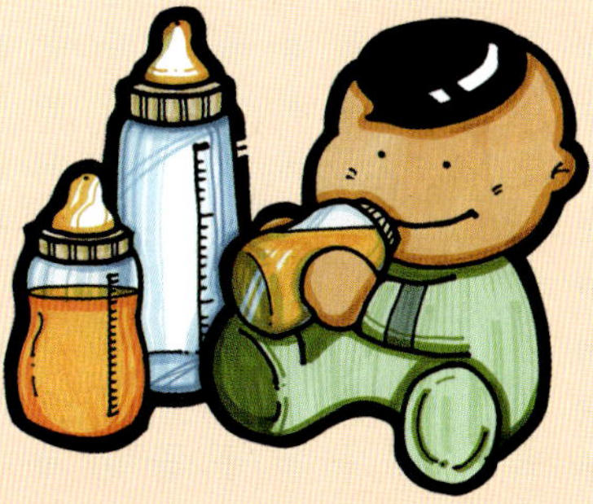

成宝宝痛苦，还会对恒牙、口腔中其它组织以及全身造成不良影响。首先，从局部而言，乳牙龋齿可发展为牙髓炎、根尖炎，宝宝在承受疼痛折磨的同时，由于感染会影响乳牙下方的恒牙胚，会导致恒牙釉质发育不全，甚至无法发育，导致牙源性囊肿；乳牙龋坏严重导致乳牙早失，恒牙受影响萌出过早或过迟，常发生排列紊乱和位置不足，导致𬌗关系紊乱及恒牙错𬌗；乳牙龋齿使得宝宝不敢用患侧咀嚼，久之，养成偏侧咀嚼习惯，颌骨发育不对称形成歪脸。就对全身的影响来看，由于乳牙龋齿导致咀嚼功能降低，影响儿童的营养摄入，营养失调直接影响儿童全身的生长发育，机体的抵抗力也相应下降；导致急性炎症时，由于儿童乳牙龋齿发展很快，如不及时治疗，会引起急性蜂窝织炎，甚至败血症的发生；即使是慢性炎症也可能引起病灶感染，感染向全身扩散，导致肾炎、风湿热、过敏性紫癜、蛛网膜炎等严重并发症的发生。另外幼儿期是儿童学习语言的关键时期，乳牙的龋坏或早失会影响儿童正确发音，前牙大面积龋坏还会影响美观，这些都会对儿童造成心理上的影响。因此绝不能忽视乳牙龋病，以免给儿童局部及全身都带来不良影响。

口腔软组织和乳前牙外伤

宝宝小的时候活泼好动，常因打闹、玩耍、爬楼梯和走路不稳，有时难免发生摔倒碰撞的意外，如果面部先着地，宝宝的口腔组织和牙齿很容易撞到硬物或地面就可能受伤。外伤可能会把牙齿碰松、碰折、碰掉等，不过由于他们机体恢复的能力较强，一般而言，碰伤的口腔组织能否痊愈及碰伤后的牙齿能否保存，往往与处理的方法正确与否及医治是否及时密切相关。好妈妈应该做到及时发现，并针对情况适当处理。

1. 口腔组织碰伤

碰撞时，口腔组织如嘴唇、牙龈、口腔粘膜、牙槽骨，甚至上、下颌骨都可能同时碰伤，导致出血。应该用清洁的纱布或手帕放在流血的地方，然后紧咬或紧压15分钟，并立刻到医院就诊。

2. 牙齿轻微损伤

受到轻微碰撞的牙齿虽然没有折断或脱落，但牙齿内的神经组织可能受到刺激，宝宝会有不适的感觉。这时，家长应该带宝宝去看医生，让医生为宝宝进行彻底的检查和处理。

3. 牙齿严重损伤

牙齿摔伤较严重或快换牙时，如果牙齿没有折断，而出现牙齿松动，就需要拔牙。如果牙齿摔进牙槽骨里，就需要确定对以后长恒牙有没有

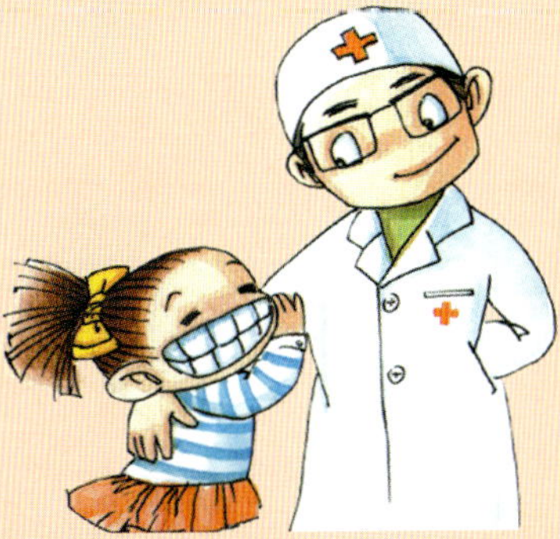

不良影响，如果有影响，就需要拔除。特别是牙齿受到外伤一段时间后，出现牙齿变色、牙龈肿胀或牙龈上起小脓包等情况，一定要及时到医院治疗。因为在乳牙根部的颌骨内，有生长发育中的恒牙胚，乳牙牙根病变严重时可影响恒牙胚的生长发育，会造成恒牙发育不良、畸形，甚至不能正常萌出，遗憾终生，所以应重视乳牙外伤。

4．牙冠部分折断

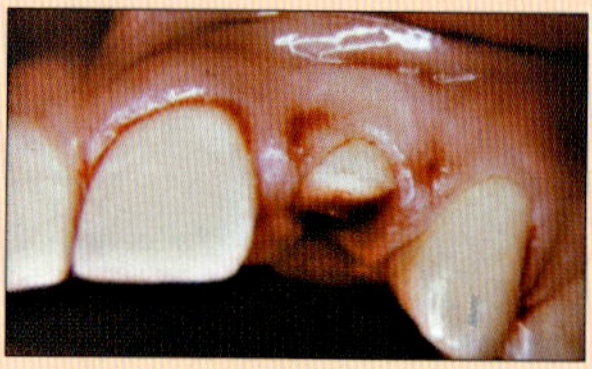

碰撞后牙齿冠部折断，由于牙本质暴露，受伤的牙齿会变得敏感。当进食冷热食物和接触该牙时，宝宝会感到不适或疼痛。应该立即到医院接受治疗，修复牙齿缺损。

5．冠折露髓

如果碰撞后牙冠折断，导致牙髓暴露，宝宝会感到很痛。家长应该立即带宝宝到医院接受牙髓治疗和补牙，因为外露的牙髓容易受细菌感染，导致炎症甚至牙髓坏死，所以万万耽误不得。

6．牙齿移位

牙齿受碰撞后移位，会导致牙齿的咬合出现问题。应尽快带宝宝就诊，将移位的牙齿矫正并回复到原来的位置。

7．牙齿脱落

碰撞后整个牙齿掉落，这时，家长一定要保持镇定。首先拾起碰掉的牙齿，捡起的时候只拿牙冠的部分，不要碰触牙根。立即将牙齿放入口中，可以含在舌下或将牙齿塞回到牙槽窝中，也可放入牛奶中保存。如果牙齿表面有污物，千万不要用自来水清洗牙根，也切勿擦洗牙根，以免破坏牙根周围的软组织，然后立即去看口腔医生接受再植牙的治疗。幼儿的乳牙脱落，医生可以视情况决定是否保留该乳牙。

综上所述，儿童口腔组织或牙齿外伤后需及时接受适当的治疗，并且要定期复查与随访，以保证疗效。

鹅口疮

鹅口疮是在小儿免疫系统发育不健全的情况下，外界因素导致正常口腔中的寄生菌（念珠菌）大量繁殖，而引起的口腔粘膜病理性变化。这是一种小儿常见病。外界因素一般包括：母亲产道（母亲患有念珠菌型阴道炎，在分娩时直接感染），这种情况在胎儿出生后两天即可发病；哺乳工具：母亲的奶头、奶嘴，以及婴儿能接触到的各种食具没有经过高温消毒、清洗，使致病菌趁机而入，造成小儿口腔内的菌群失调。受损的粘膜治疗不及时可不断扩大，蔓延到咽部、扁桃体、牙龈等，更为严重者病变可蔓延至食管、支气管，引起念珠菌性食管炎或肺念珠菌病，出现呼吸、吞咽困难，少数可并发慢性粘膜皮肤念珠菌病，可影响终身免疫功能，甚至可继发其它细菌感染，造成败血症。

鹅口疮早期多无明显症状，亦不影响食欲。仔细观察宝宝口腔可见粘膜充血，口内有刺痛或灼热感，接着粘膜上出现凝乳状小白点，以后逐渐扩大而且互相融合，形成白绒样的膜，如同铺了一层白雪，所以也称为雪口病。随着病情进展宝宝可能出现低热、烦躁不安、拒食、啼哭等症状。一般不会引起疼痛，对进食可有轻度影响。本病多见于体弱或营养不良的婴幼儿。

治疗可选用2%碳酸氢钠（小苏达）配释的液体擦拭患处，也可用棉签蘸龙胆紫涂口，每日1~2次；或将制霉菌素药片压成粉末状，用白开水化为乳悬液涂口，每日5~6次；还可用野蔷薇花、鲜藿香、鲜竹叶 等适量煎水涂口，每日3~4次，均可很快奏效。涂口时应注意不要在喂奶后立即进行，以免引起宝宝恶心呕吐。对宝宝接触的食具要进行认真的消毒，包括妈妈的乳头也要定期的消毒。如果宝宝有长期服用抗生素的历史，应尽快停用抗生素，这样可以扶植正常的口腔菌群，以抑制真菌生长。除此之外，鼓励宝宝多饮水，给予流质或半流质饮食(如牛奶、蛋羹、麦片、面片等)。如宝宝因为疼痛不愿吃东西、不肯吸吮，应耐心用小匙慢慢喂奶，以保证营养。避免摄入过酸、过咸及刺激性食物，

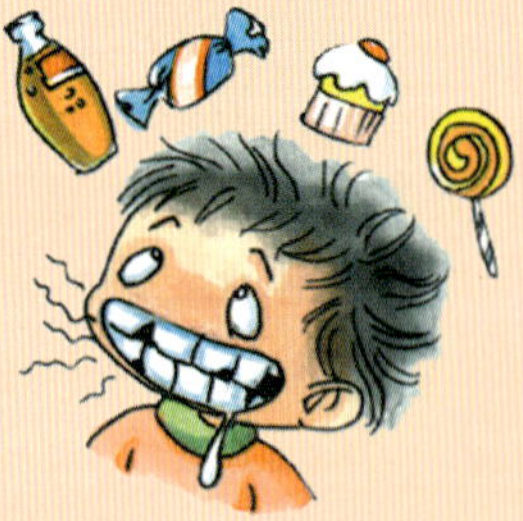

对牙齿有害的食物

以免引起疼痛。

疱疹性口炎

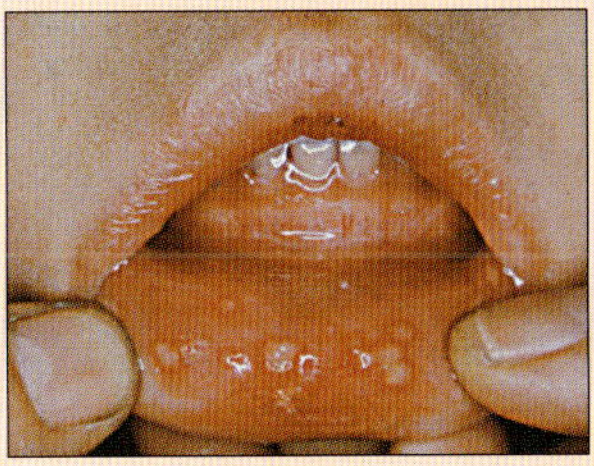

豆豆快一岁了，聪明可爱，是个很乖的小家伙。可是最近两天，豆豆发热了，哭闹不停，不爱吃东西，口水也比平时多，小领口总是湿湿的。妈妈觉得豆豆可能是感冒了，就给他吃了些感冒药。过了两三天，豆豆逐渐退热，但是他哭闹得更厉害了。细心的妈妈发现豆豆的牙龈和舌头红红的，上面有很多针头大小密集成团的透明水疱，有的地方水疱破溃形成了溃疡。豆豆怎么了？这可急坏了全家人。妈妈赶紧带豆豆到医院，向医生诉说了豆豆这几天来的变化。医生了解了豆豆的病情后，劝妈妈不要着急，豆豆患了疱疹性口炎，只要治疗、护理得当小家伙很快就会恢复健康的。

为了解除妈妈的疑虑，医生向妈妈介绍了有关疱疹性口炎的相关知识。疱疹性口炎是由Ⅰ型单纯疱疹病毒引起的急性口腔粘膜病损。多发于6岁以下的儿童，以6个月至2岁的宝宝更为多见。宝宝发病前常有接触疱疹病损患者的历史，该病毒可通过唾液飞沫或接触传染。一般病毒侵入体内后4-7天发病，病程持续1-2周。临床可分为前驱期、水疱期、糜烂期和愈合期。除口腔损害外，少数宝宝唇和口周皮肤也有类似病损，水疱破溃后形成痂壳。疱疹性口炎具有自限性，可自行愈合，但未经治疗者，恢复较为缓慢。所以在保证宝宝充分营养与休息的同时应尽早去医院治疗，不要自己乱用药。在治疗上主要是对症治疗，防止继发感染，减轻疼痛和促进愈合。高热时可物理降温或口服小儿退热片，同时服用抗病毒口服液或板蓝根冲剂。口腔局部溃疡可用金霉素甘油或西瓜霜喷剂等。病情严重继发感染者需静脉注射抗生素。宝宝患病期间的口腔护理非常重要，妈妈应注意宝宝的口腔清洁，对宝宝使用的器具进行清洁消毒，勤喂水，避免喂宝宝刺激性、酸性或过热的食品、饮料及药物。

在医生的治疗和妈妈的悉心护理下，豆豆很快恢复了健康。

特别提醒妈妈们，疱疹性口炎属于传染病，一旦发现有宝宝患此病，要及时消毒隔离。在幼儿园等宝宝聚集场所，房间经过通风换气后，可用醋熏蒸，并且应给未患病的宝宝口服板蓝根冲剂进行预防。

口腔不良习惯

许多妈妈可能都发现自己的宝宝有把小手指甚至把整个手都塞进嘴里吮吸的现象，有的妈妈对此很是忧虑，常常询问，这是不良习惯吗？对宝宝会不会有不好的影响？

是的，儿童期有许多不良习惯对牙齿和颌面部的发育都有影响。由于婴幼儿时期是口腔颌面部发育的重要时期，在此期间形成的一些不良习惯如不及时加以矫正，久之就容易引起牙列不齐和错𬌗畸形，造成儿童颌面部外观缺陷及功能障碍。儿童期主要的不良习惯主要有以下几点。

1. 吮指

由于吮指时手指含在上下牙弓之间，使前牙呈圆形的小开殆畸形，两颊收缩，牙弓狭窄，腭盖高拱，上前牙前突，严重者会出现开唇露齿畸形。拇指压在硬腭上，还可阻碍鼻腔向下发育。

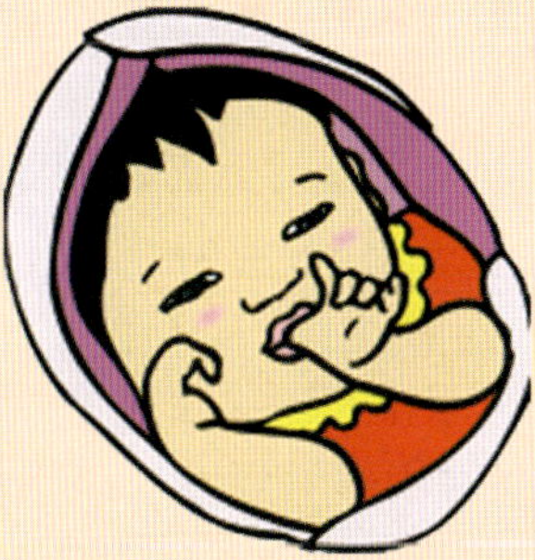

大约有75%左右的婴儿有吮拇指的习惯，这是正常的，家长不必过分担心，一般到两岁左右自行消失。但如果延续到3-5岁以后便成为了不良习惯。

2. 舔舌

宝宝舌尖不停地舔牙齿，会导致上下牙向前倾斜，如果舌尖垫在上下前牙之间，容易造成前牙开殆。如果常舔下前牙可使下颌向前移位，形成下颌前凸，俗称" 地包天"。如果舌同时舔上下前牙可使上下牙均向前移位，导致双牙弓或双颌前突畸形。

3. 口呼吸

有口呼吸习惯的儿童，舌头和下颌后退，可导致下颌后缩以及牙弓狭窄，腭盖高拱，牙列不齐。外观表现开唇露齿，上唇短厚，上前牙前突，下颌后退。这时，家长就应该带宝宝检查造成口呼吸习惯的原因，是否有慢性鼻炎、鼻窦炎、鼻甲肥大等疾病导致口呼吸。

4. 咬唇

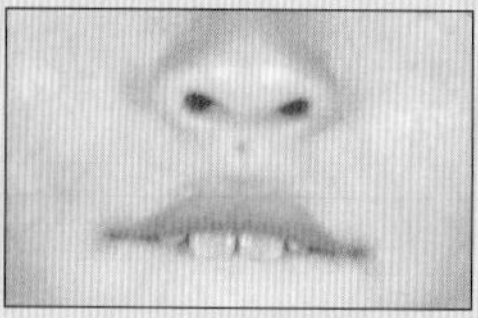

咬（吮）下唇导致下前牙向口内倾倒而且拥挤，上前牙向口外突翘并出现间隙，特别是阻碍下牙弓和下颌向前发育，导致下颌后缩。咬上唇习惯则与咬下唇习惯的动力相反，会形成前牙反𬌗、下颌前突等表现。

5. 不良吞咽

宝宝在没有牙齿时，采用舌体前伸，封住上下前牙槽骨之间的缝隙，使口腔内部环境封闭，可以完成吞咽。萌牙以后，嘴唇和前牙可以较好地封闭前部口腔，舌体向上后方推动辅助完成吞咽活动。如果长大了仍然保留婴儿时期的吞咽习惯，吞咽时唇不能闭合，舌伸在上下前牙之间。在吞咽动作中，前牙就受到压低的力量，久而久之形成开𬌗；同时舌体推动上前牙向外倾斜，逐渐形成上牙弓前凸；下颌也被下颌肌群向后下牵引而形成下颌后缩畸形。前面说过了，这种开𬌗畸形也可造成继发性不良吞咽习惯。

6. 偏侧咀嚼和不良睡眠

当宝宝一侧有龋齿或牙齿缺失较多时，宝宝就不愿用这一侧进食，造成喜用另一侧牙齿的偏侧咀嚼习惯。偏侧咀嚼时，下颌骨会经常向咀嚼的一侧运动，而形成咀嚼侧的后牙对𬌗甚至反𬌗；废用侧后牙呈深覆盖或锁𬌗；下牙的中线逐渐向咀嚼侧偏移，导致颜面左右发育不对称。另外，睡眠时经常用手、拳头枕在一侧脸下或用手托着，也可导致颌面发育异常及面部不对称。

7. 夜磨牙

顾名思义就是晚上睡觉的时候还在不停地咀嚼，儿童多数是因为寄生虫的原因导致夜磨牙。夜磨牙可致严重的牙体磨耗，进而产生牙髓和牙周病变、颌间距离变短、面下1/3高度减低、颞下颌关节功能紊乱，头面疼痛等一系列病变。

可见，婴幼儿期小小的一点不良习惯，长大了会对宝宝颌面部的生长发育造成多么大的影响。而且由于这些习惯的致畸过程是一个长期缓慢的过程，在畸形明显之前往往得不到重视，因此更应该引起妈妈的重视，及时查找原因并加以制止。如果不良习惯发生时间不长，可以耐心地说服教育宝宝，再加上经常的引导和提醒，一般不良习惯都是可以纠正的。如果不良习惯较顽固，可以采取一些措施，如在吸吮的手指上涂苦味药、辣椒等。或到医院求助于口腔医生，可以配戴一些不良习惯矫正器。有一点妈妈一定要注意，有一些不良习惯与精神因素有关，这时一定要配合心理干预，不要仅粗暴地干涉宝宝。

口腔溃疡

可心5个月了，长得白白胖胖，特别爱笑，是个可爱的乖宝宝。前两天妈妈在帮助他擦洗口腔时，不小心碰破了粘膜。因为没有出血，妈妈也没有在意。这几天，可心突然变得烦躁不安，整天哭闹，流口水，不爱吃奶，连平时最爱喝的果汁也不喝了。一连几天下来，平时活泼的小宝宝变得倦怠无力，今天还发起了高热。妈妈吓坏了，赶紧带可心来到儿童医院就诊。

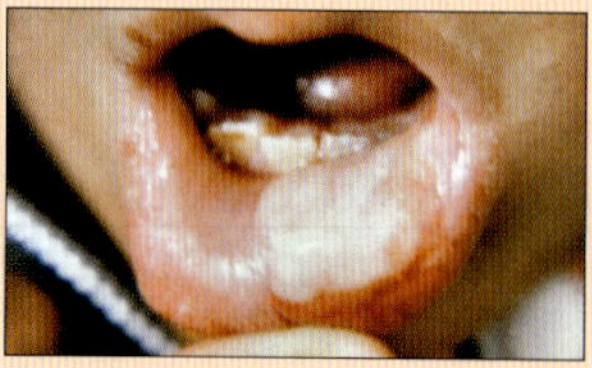

口腔专家李教授热情地接待了可心母子，并对可心进行了认真的检查，而后告诉妈妈可心得的是口腔溃疡，还说婴幼儿的口腔粘膜非常娇嫩，极易破损而形成溃疡。常见于唇、颊、舌粘膜，中央微微凹陷，有黄白色伪膜，周围红肿充血，患处剧烈疼痛，进食会使疼痛加重，因此宝宝多有拒食现象。整日哭闹，再加不吃不喝，容易导致脱水和酸中毒，需及时就诊。

李教授告诉妈妈，引起口腔溃疡的原因是多方面的，有全身性的，如发热、病毒感染、消化不良、睡眠不足等，也有局部性的，包括局部刺激和创伤。教授指出，在婴幼儿喂养过程中，还可能会出现两种特异性的创伤性口腔溃疡。一种是由于婴儿舌系带创伤而产生的溃疡，它是婴儿吮吸奶头时因舌向前伸出，舌系带被下颌乳中切牙的切缘挫伤而形成溃疡。尤其是乳牙萌出早的婴儿，例如有诞生牙的婴儿更易发生。这种溃疡边际清晰，表面不平，有灰白色的假膜，时间久者则边缘隆起，有炎症增生。另外一种主要与喂养方式不当有关。由于婴儿上腭粘膜较薄，喂养时当受到较硬的橡皮奶嘴或其它异物的摩擦压迫，即可形成圆形或椭圆形的浅溃疡。

治疗溃疡，应及时控制感染，局部涂抹1%龙胆紫或2.5%金霉素甘油，也可用锡类散、养阴生肌散等中药制剂。另外，去除创伤、刺激因素和纠正不良习惯也很重要。宝宝如出现脱水和酸中毒，应及时补液，纠正电解质失衡。

溃疡不是用药后一下就能够治好的，创面的愈合需要有个过程，约需7-10天。在这期间，家长要加强对宝宝的护理，多给宝宝喂水，给一些清淡食物，不要让宝宝吃过烫或刺激性食物，以免加剧疼痛。也可以在宝宝吃饭前用1%普鲁卡因液涂在溃疡面上，以减轻小儿吃饭时的疼痛。

手足口病

年轻的妈妈有时会遇到这种情况：宝宝突然发热了，开始以为是宝宝感冒了，可发热了4-5天后，宝宝的手掌、脚掌出现了无痛的皮疹或小疱，口腔内出现了溃疡，宝宝会觉得很痛，导致吞咽困难而食欲减退。请注意哟，您的宝宝很可能患了手足口病。

手足口病是肠道病毒引起的一种常见的传染病，世界各地都有散发和爆发。以夏季和早秋多见，3岁以下宝宝发病率最高。病毒潜伏于病人的粪便、口腔分泌物、疱疹液之中，通过被污染的食物、饮水、衣物、手或呼吸道进入人体内感染发病。可引起宝宝发热和手、足、口腔等部位的皮疹、溃疡。

对手足口病的治疗主要是对症治疗，即减轻发热、头痛及口腔溃疡引起的疼痛，保持一定量的水分。病期要喂给宝宝一些清淡无刺激的食物。

手足口病是可以预防的，平时妈妈要注意室内空气流通，保持适宜的温度。多给宝宝喝开水，多吃新鲜蔬菜和瓜果。流行季节可用中药板蓝根15 mg煎汤250 ml顿服，每日一剂，连服3-4日来预防该病的发生。

地图舌

常听有的妈妈说：“我的宝宝不知怎么舌头和别的宝宝不一样，舌头上一块一块的，还经常变，有时候宝宝还觉得有点痛，这是不是病呢?”

这是一种粘膜病变，叫作“地图舌”，又叫剥脱性舌炎、游走性舌炎。地图舌在乳牙萌出期较多见，致病原因不是很明确，可能是缺乏微量元素、消化不良或有肠道寄生虫，还可能与口腔内的慢性病灶如龋齿、扁桃体炎有关。中医认为是脾湿所致。病

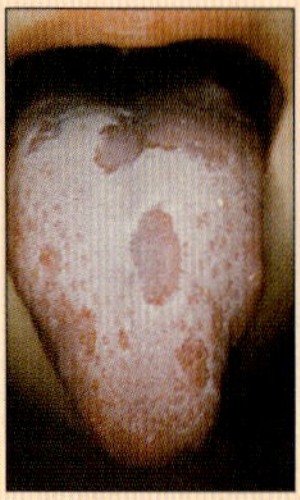

损先是在舌尖、舌背或舌缘上出现一个灰白色小圆形凹陷病损区，周围是白色或黄色稍微凸起的弧形边缘，界限明显。随着病损区逐渐扩大，最后融合成为边缘不齐的地图状，故称“地图舌”。过一段时间病损可自行缓解和愈合，而另一区域则可能再发生，因此表现病损在游走。

患病宝宝常无不舒服的感觉，有时继发感染会出现轻度麻、痛等不适感。本病不需特殊治疗，妈妈在护理宝宝的时候应注意调理宝宝的脾胃，平衡饮食，改善消化功能。平时保持口腔清洁卫生，减少继发感染。宝宝缺乏微量元素如锌等可适量补充，也可服用一些消除脾胃湿热的中药。

唇腭裂

有一种口腔颌面部的先天性畸形叫唇腭裂，俗称兔唇、狼咽。该病无论从美观、吞咽功能，还是以后的语音和心理发育都会对宝宝造成严重的不良影响，妈妈对此常是心忧如焚、一筹莫展。

那么，是什么原因导致宝宝先天性唇腭裂呢？一部分宝宝是由于遗传因素，唇腭裂是一种多基因遗传性疾病，在其亲属中也有类似畸形发生。但相当一部分宝宝却是由于妈妈怀孕期间营养、饮食或用药不当以及接触有害物质而造成遗传基因突

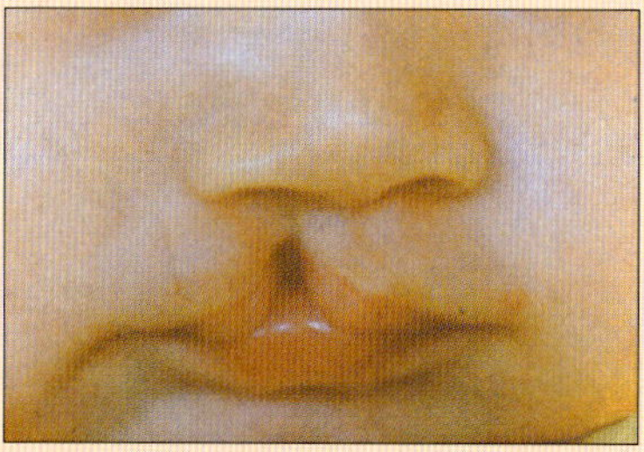

变引起。如孕期维生素缺乏、嗜烟酒、服用激素或一些抗组胺药，以及病毒感染、X线等都可能导致畸形的发生。因此，孕期良好的饮食习惯与环境和定期检查是预防先天性唇腭裂的最佳方法。

如果宝宝患有先天性唇腭裂，妈妈也不要过于忧虑，只要您按照下述的注意事项正确喂养、及时地治疗与训练，您们同样可以拥有健康漂亮的宝宝。

1. 正确喂养

腭裂宝宝由于上腭缺陷无法吸吮奶头和奶嘴，而且进食时容易呛咳，因此在喂养时可让宝宝斜卧，用匙喂养，每天多餐少食，慢慢地宝宝就会适应从而打下良好的营养基础。

2. 手术治疗

唇腭裂主要需用手术进行治疗。唇裂较为合适的治疗时机在3-6个月，腭裂则在1岁内手术治疗效果最佳。

3. 口腔正畸

宝宝由于组织缺陷与错位，应在手术前及手术后进行正畸治疗，目的是便于喂养，缩窄裂隙利于手术，改善鼻畸形，培养正常舌姿势及鼻呼吸。具体正畸方案要及早就诊听取口腔医生的建议。

4. 语音训练

唇腭裂宝宝特别是腭裂宝宝语音发育都不良，因此语音的评估和训练非常重要。需要在专业的语音医师指导下进行正确的语音训练，帮助宝宝发音和语言的发育，改善语言功能。

5．心理治疗

组织的缺陷会使宝宝心理的发育产生障碍，因此细心的爸爸妈妈在给宝宝积极治疗的同时千万不要忘了心理的辅导。

6．辅助治疗

除了上述主要措施之外，还需注意宝宝其它方面的异常并及时加以纠正。如鼻部畸形的矫正、听力检查、正确口腔卫生习惯的建立以及口腔中龋齿的检查和预防都是必不可少的。

口角炎

每年的秋冬季节，都会有年轻的妈妈因为自己的小宝宝口角溃烂而到口腔科咨询就诊，这些宝宝得的大都是一种疾病，叫作口角炎。

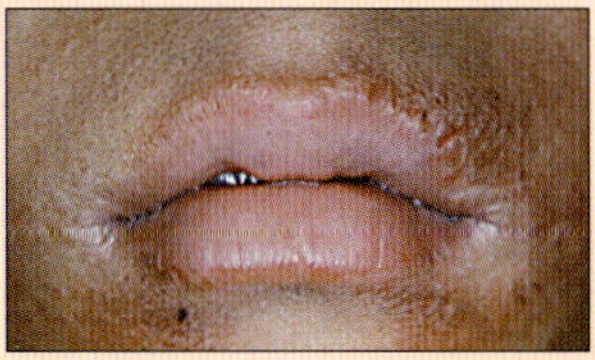

什么是口角炎？为什么多在秋冬季节发生呢？

口角炎是指口角部位有湿白、糜烂、皲裂等病损的一类疾病。常发生在秋冬，是因为这两个季节空气干燥，小宝宝就爱用舌头舔发干的嘴唇和口角，所以导致口角炎的发生。除了季节原因外，有的小宝宝经常咬手指、铅笔等，这些不良习惯造成唾液分泌过多，使口角部位潮湿，也会引起口角炎。还有，长期服用抗生素会导致白色念珠菌感染，可发生白色念珠菌口角炎，这是一种药物性口角炎。除了上述几个方面，有的宝宝体内缺乏核黄素或患有缺铁性贫血，也会引起口角炎的发生。

口角炎一般是两侧口角对称发生，开始先出现三角形红斑、水肿，以后发生糜烂、皲裂。皲裂处因有唾液，在大张口讲话时会有出血、疼痛。

治疗口角炎，家长除了要纠正宝宝的不良习惯外，还应对症治疗和补充维生素，必要时到医院就诊。

常见的牙齿发育异常

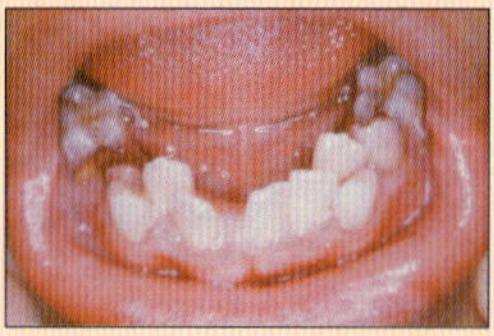

常见的牙齿发育异常有多生牙，先天失牙，融合牙，牙齿萌出异常等。

多生牙常常发生在上颌前牙区。据统计约有四分之一的多生牙是不萌出的，其形态多呈锥形。多生牙会阻碍正常的恒牙萌出，即使没有影响恒牙萌出，其在牙列中不正常排列，也多是不美观的。还有的多生牙会从宝宝的鼻腔萌出。因此对于影响恒牙萌出及其排列的多生牙，应该在拍照X线片后手术拔出。

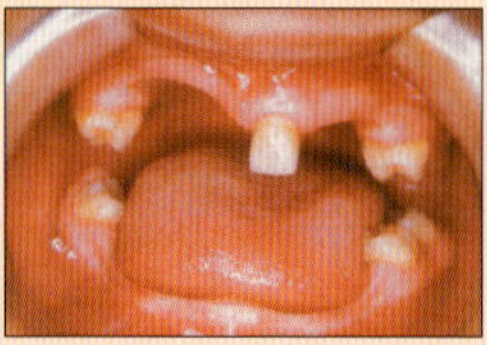

口腔内缺少一颗，几颗，甚至全口无牙都称作先天失牙。先天失牙在乳牙列及恒牙列都可以发生。如果

缺少一两颗牙齿，只要不影响宝宝咀嚼和美观，就可以不做处理。如果缺牙数目过多，就要带宝宝到医院进行全面的体格检查了。因为有一种叫作外胚叶发育不全的遗传性疾病，会有牙齿缺失的临床表现。

融合牙，顾名思义是指两个牙胚融合在一起而形成并萌出的牙齿。融合牙在乳牙列多见。家长们会发现宝宝口腔内两颗牙长在一起的现象。对此，家长不必担心，因为融合牙是对身体没有任何影响的。

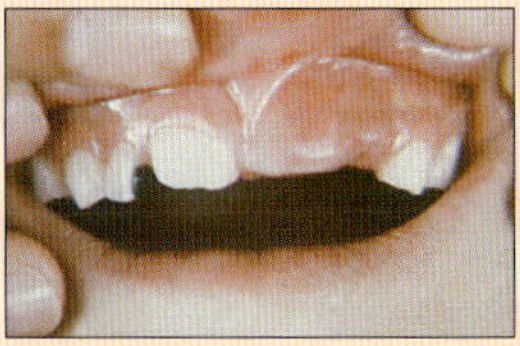

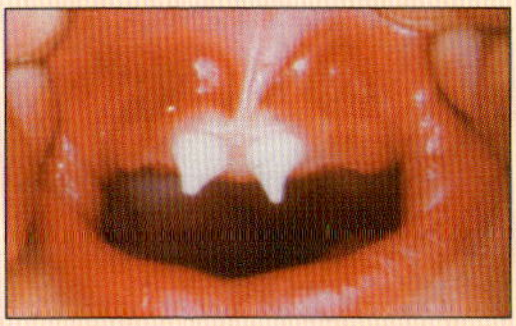

牙齿萌出异常包括乳牙迟萌和乳牙早萌。乳牙在婴儿出生后7个月左右开始萌出，至2岁左右陆续出齐。出乳牙的时间个体差异较大，出第一颗乳牙（一般为下颌乳切牙）较早的为4-5个月，迟的为11个月，甚至有晚到17个月才长的。出生后一年内长出第一颗乳牙都是正常的。如果一岁后还没有长牙，就属于乳牙迟萌。

刚出生或在新生儿期就有牙齿萌出，就是乳牙早萌。这类乳牙多数没有牙根或牙根发育不完全，一般很松动。乳牙早萌是指萌出时间超前，而且牙根发育尚不足牙根总长度的1/3。

早萌的乳牙容易脱落，如果被婴儿吸入气管就非常危险。所以过早萌出的牙不论是正常牙还是多生牙，如果很松动，就应及早拔除，免得造成严重后果。有些虽不松动，但因吸吮刺激粘膜系带会造成溃疡，这时应到医院磨磨牙齿边缘，或改变喂奶方式，改用汤匙喂奶。

乳牙迟萌需要去医院检查原因，看是否有“无牙畸形”或者某些全身性疾病引起发育迟缓所致，如佝偻病、内分泌系统疾病等。

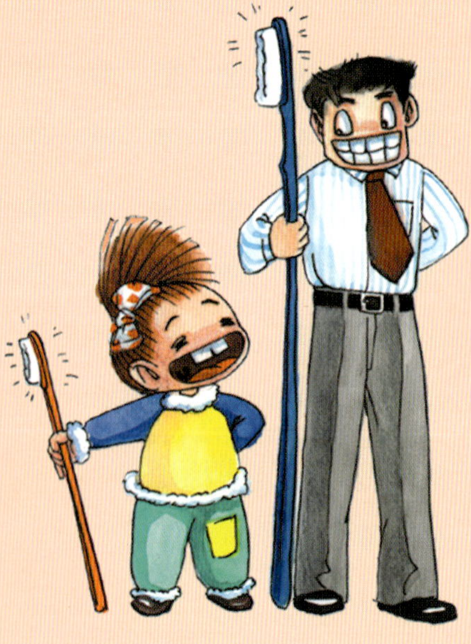

第二篇

妈妈宝宝口腔保健亲子乐园

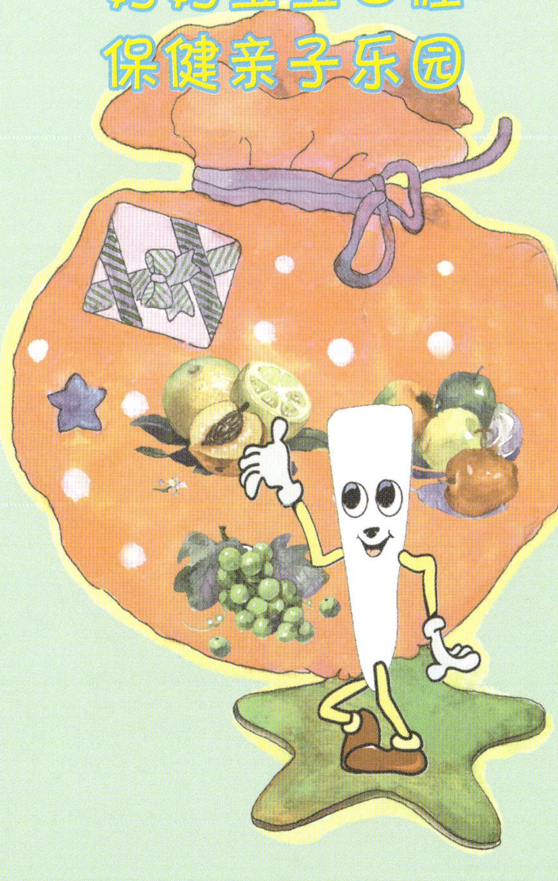

第六章 妈妈宝宝日记写真

宝宝成长日记

在宝宝成长的过程中，有很多值得纪念的第一次。请在宝宝成长日记里记录下这些难忘的日子。

可爱宝宝照片

宝宝姓名：____________

出生日期：____________

我的宝宝在____________第一次吃妈妈的奶

我的宝宝在____________第一次望着妈妈笑

我的宝宝在____________第一次喝果汁

我的宝宝在____________第一次叫妈妈

我的宝宝在____________第一次冲着妈妈做鬼脸

我从____________开始给宝宝抹口腔

我在____________发现宝宝长出第一颗牙齿

我在____________第一次给宝宝刷牙

我在____________第一次给宝宝用牙膏

我在____________第一次带宝宝去看口腔医生

还有很多第一次，精明的妈妈请记下来吧。

__________ 第一次为宝宝 __________

__________ 第一次为宝宝 __________

__________ 第一次为宝宝 __________

__________ 第一次为宝宝 __________

__________ 第一次为宝宝 __________

__________ 第一次为宝宝 __________

__________ 第一次为宝宝 __________

__________ 第一次为宝宝 __________

__________ 第一次为宝宝 __________

__________ 第一次为宝宝 __________

__________ 第一次为宝宝 __________

宝宝饮食记录

知道吗？宝宝的饮食习惯和他的牙齿健康有很大的关系。请各位细心的妈妈们花点儿时间，把宝宝连续3天所进食的食物和饮料记录在下面的表格内，并写清楚进食的时间。然后来咨询口腔医生，让口腔医生为您的亲宝宝提供个性化的有益于牙齿健康的饮食建议。

举　例：

日期：　　年　　月　　日（星期　　）

时　间	食物和饮料的名称
上午七点	起床，刷牙
上午七点半	喝奶粉
上午八点	吃米粉
	鸡蛋
	喝白水
上午十点	喝果汁（橙汁）
上午十一点	吃饼干
	巧克力
中午十二点半	吃面条
	番茄，鱼，蔬菜泥
	蛋糕
下午三点	饮料（AD钙奶）
	喝奶粉
下午四点	喝糖水
	吃香蕉
	晚饭
下午六点半	肉泥，骨头汤
	苹果泥
晚上八点	喝奶粉
	喝白开水
晚上十点	刷牙，睡觉
夜里二点半	喂奶粉

好吧！贴心的妈妈们，试试来记录吧。

饮食记录表

日期：　　　　年　　　月　　　日（星期　　）

时　间	食物和饮料的名称

饮食记录表

日期：　　　年　　月　　日（星期　　）

时　间	食物和饮料的名称

饮食记录表

日期：　　　年　　月　　日（星期　　）

时　间	食物和饮料的名称

宝宝刷牙记录

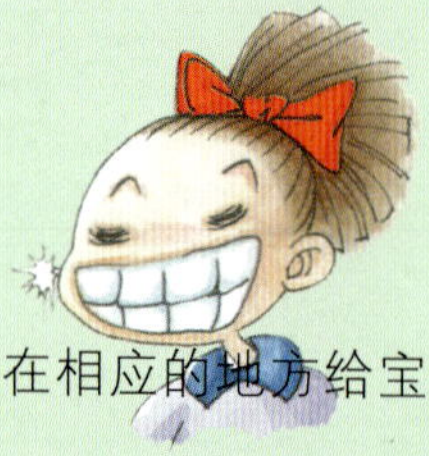

如果今天宝宝刷牙了，就请在相应的地方给宝宝画朵小红花。

宝宝____岁

日期：________年______月

	周一	周二	周三	周四	周五	周六	周日
早							
晚							

	周一	周二	周三	周四	周五	周六	周日
早							
晚							

	周一	周二	周三	周四	周五	周六	周日
早							
晚							

	周一	周二	周三	周四	周五	周六	周日
早							
晚							

日期：______年______月

	周一	周二	周三	周四	周五	周六	周日
早							
晚							
	周一	周二	周三	周四	周五	周六	周日
早							
晚							
	周一	周二	周三	周四	周五	周六	周日
早							
晚							
	周一	周二	周三	周四	周五	周六	周日
早							
晚							

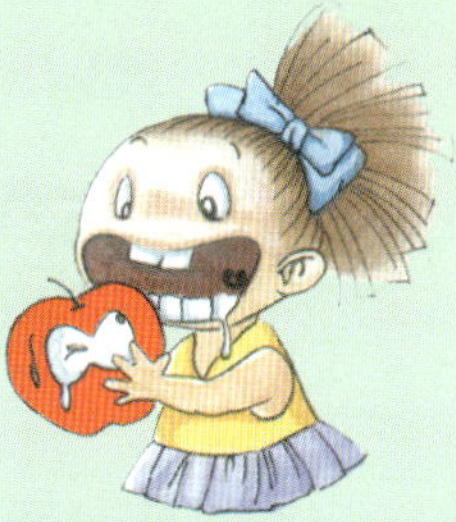

日期：________年________月

	周一	周二	周三	周四	周五	周六	周日
早							
晚							
	周一	周二	周三	周四	周五	周六	周日
早							
晚							
	周一	周二	周三	周四	周五	周六	周日
早							
晚							
	周一	周二	周三	周四	周五	周六	周日
早							
晚							

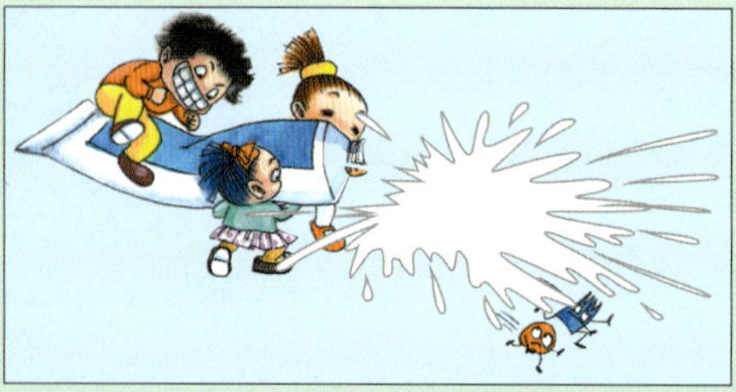

宝宝口腔检查记录

睿智的妈妈，请记录下宝宝看口腔医生的时间吧。

日期	宝宝年龄	检查机构	检查内容

第七章　妈妈宝宝亲子乐园

漫　画　篇

龋齿的由来

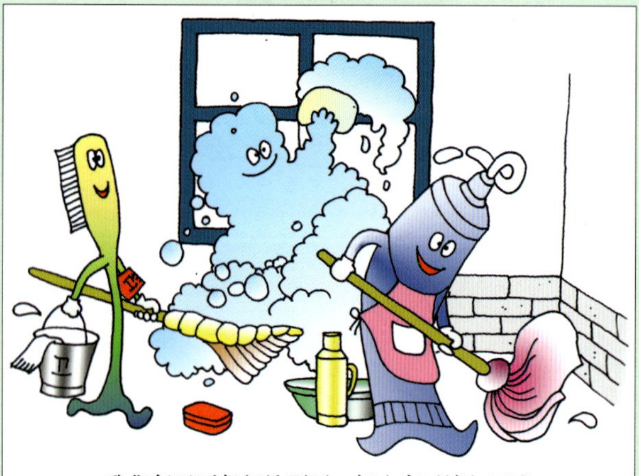

我们每天要仔细地刷牙，把小房子清扫干净

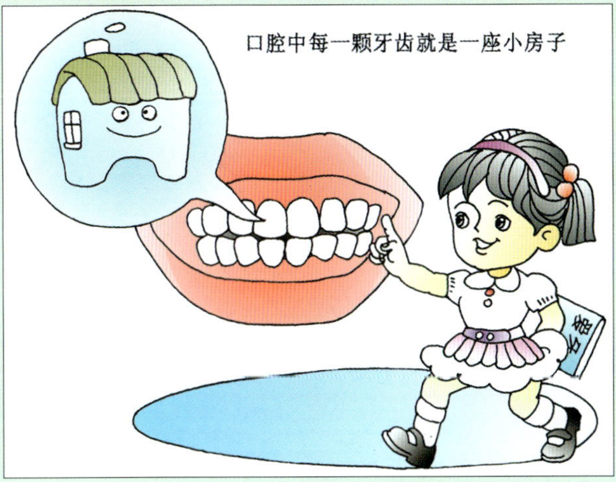

口腔中每一颗牙齿就是一座小房子

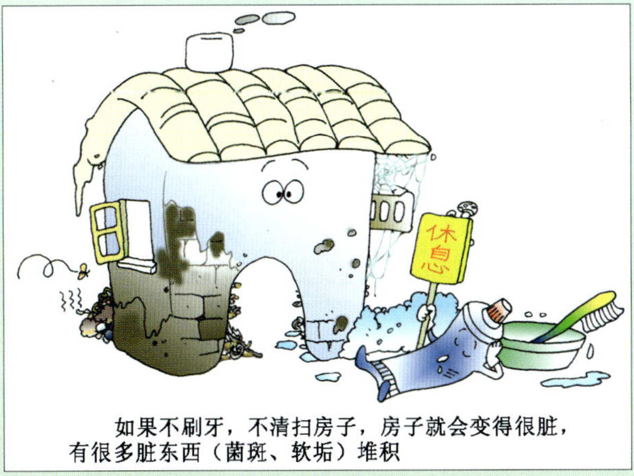

如果不刷牙，不清扫房子，房子就会变得很脏，有很多脏东西（菌斑、软垢）堆积

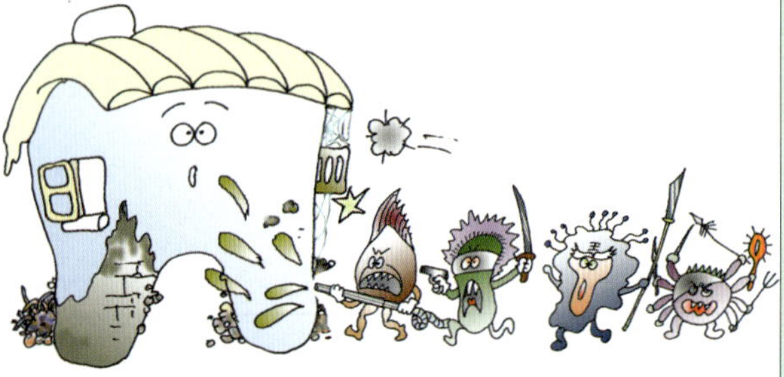

有一些小家伙，它们的名字叫细菌

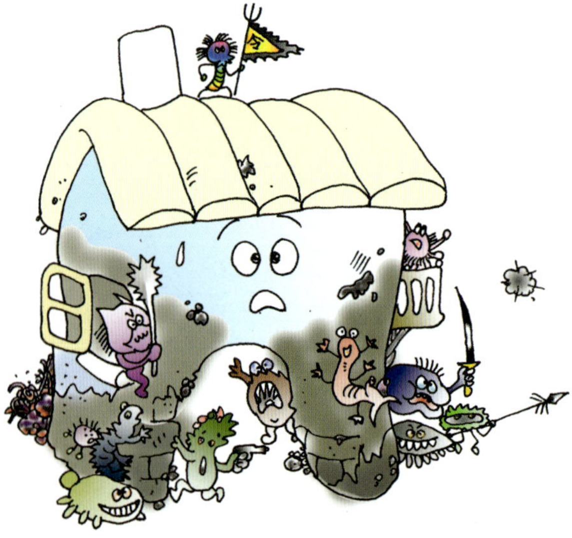

有一些小家伙，它们的名字叫细菌，
它们很淘气，就喜欢往脏的地方钻

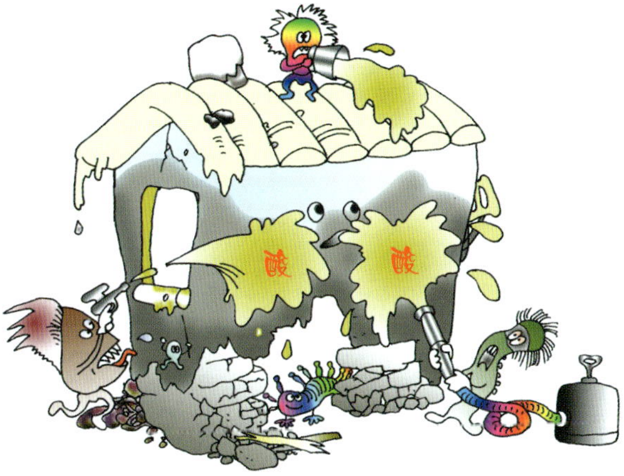

在这些地方撒尿，细菌撒的尿就叫酸

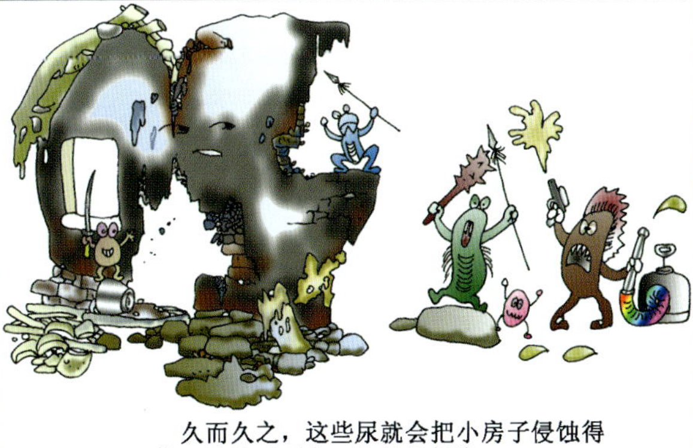

久而久之，这些尿就会把小房子侵蚀得一块一块掉了下来，这就是龋齿

口腔健康城堡

口腔健康宝贝冠军奖杯藏在口腔健康城堡中。在通往口腔健康城堡的路途中，有许多许多岔路，路途中有许多许多难关，经历了考验，你就会向城堡更近一步，而如果你选择错了，便会走入岔路，小朋友，快看看你会遇到什么吧。（图中央是一城堡，表明口腔健康城堡，高高举起冠军奖杯，有一条道路通向城门，中间有许多岔道，通向荆棘、沼泽，通向城门的道路上有九个关口，每一关口处设一个问题，答对了继续前进，答错了进入岔路，每一关的岔路通向相应的图。）

第一关：小朋友每天刷牙吗？

选择：

1．早晚刷牙。（继续前进）

2．不刷牙。（进入岔路——图：菌斑软垢堆积，导致龋齿）

第二关：小朋友是不是喜欢含着奶瓶睡觉呢？

选择：

1．是。（进入岔路——图：婴幼儿猖獗龋）

2．从不。（继续前进）

第三关： 小朋友在睡觉前经常喜欢吃巧克力、蛋糕、糖等甜食吗？

选择：

1．经常吃。（进入岔路——图：软垢堆积，细菌在用工具破坏牙齿）

2．很少吃。（继续前进）

第四关： 小朋友知道吗，谁是导致牙齿龋坏的大坏蛋？

选择：

1．知道，是细菌、菌斑。（继续前进）

2．不知道。（进入岔路——图：各种各样的细菌在捧腹大笑）

第五关： 小朋友，平时经常吃零食吗？

选择：

1．经常吃。（进入岔路——通向第三关的图）

2．很少吃。（继续前进）

第六关： 小朋友，是不是每天用含氟牙膏刷牙？

选择：

1．是。（继续前进）

2．不是。（进入岔路——图：下雨了，小牙齿没有伞）

第七关： 小朋友，每次刷牙用多少牙膏？

选择：

1．用绿豆大小的牙膏。（继续前进）

2．挤得多多的，盖满牙刷面。（进入岔

路——图：出现氟斑牙、恒牙牙齿缺损等）

第八关： 小朋友，妈妈有没有定期带你去看医生，检查口腔？

选择：

1．有。（继续前进）

2．从没有。（进入岔路——图：宝宝牙肿高高，痛得在哭）

第九关： 小朋友，如果你的牙齿坏了，妈妈会立即带你去看医生吗？

选择：

1．会。（恭喜恭喜，你闯过了所有难关，到达了口腔健康城堡，获得了口腔健康宝宝冠军，冠军奖杯非你莫属）

2．不会。妈妈怕我痛，反正我的小乳牙将来会换，不用去看牙。（进入岔路——通向结果，图1：长期吃不了硬东西，造成营养不良；图2：将来恒牙会缺损或错位萌出）

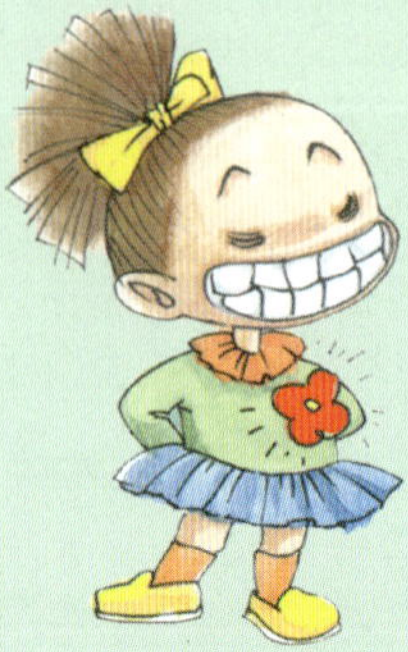

故 事 篇

神探探索宝宝龋齿之谜

神探寇小宝是一个家喻户晓的大侦探，在他的手里侦破了好多好多的大案。有一天，神探正在办公室，这时一个妈妈抱着一个 2 岁左右的宝宝进来了，神探一看妈妈神色忧郁，立刻就猜到这位妈妈一定是遇到什么难事需要我神探解决了。果然，妈妈焦急的开口说道："神探先生，您一定要帮帮我呀！"神探寇小宝连忙起身让座："别着急，您想让我帮您解决什么事呢？"妈妈忧郁地说："我的宝宝才 2 岁，嘴里几乎都是蛀牙了，这到底是怎么回事？神探先生，您一定要帮我追查出这个坏蛋，到底是谁让我宝宝的牙齿都坏了。您看"，说完，妈妈把宝宝的嘴张开，哇，好可怕哟，宝宝的嘴里一片黑，到处都是蛀牙。神探见到年轻妈妈这么着急，立刻答应下来，要展开神探所有的本领，去一探究竟，解开宝宝蛀牙之谜。

接下来的几天，神探乔装改扮，神秘地跟踪这位妈妈和宝宝，功夫不负有心人，神探终于揭开了这个谜底。

妈妈十万火急地赶到神探办公室，一进门就迫不及待地问道："神探先生，听说您查出了害宝宝蛀牙的罪魁祸首了？"神探神秘地笑了笑，他先让焦急的妈妈坐下，然后就侃侃道来："是的，我跟踪了您和您的宝宝好多天，现在终于发现宝宝蛀牙之谜了。我发现，您的宝宝平时很喜欢吃零食，是不是?”妈妈连连点头：“是啊，是啊，他最喜欢吃巧克力、奶糖和冰淇淋了，每天不好好吃饭，总吃这些零食。”神探又问：“而且，您的宝宝吃完饭和零食从来不刷牙漱口，对吗?”妈妈说：“是啊，我曾经想让他刷牙，可他根本就是瞎糊弄，我给他刷吧，他就总恶心，所以就不刷了。”神探接着问道：“我还有一个重大发现，那就是您的宝宝每天晚上睡觉一定要含着奶嘴。”妈妈有些难为情：“唉，您不知道，宝宝小时候爱哭闹，给他含上奶嘴他就不闹了，后来时间长了他就习惯了，现在不给他塞奶嘴他就睡不着觉。”妈妈接着又问：“神探先生，到底是谁害得宝宝蛀牙？和这些习惯有关系吗?”神探慢慢点点头：“当然了。要知道，害宝宝蛀牙的大坏蛋叫细菌，它们在牙面上聚集就形成了菌斑，这些细菌它们最喜欢巧克力、糖等甜食了，因为这些糖可以被细菌利用分解产生酸，时间长了，酸就会腐蚀坏宝宝的牙齿了。而且糖的粘度大，不容易被唾液清除，这样就给了细菌这些坏家伙很好的生活环境，可以供给细菌营养，产生的

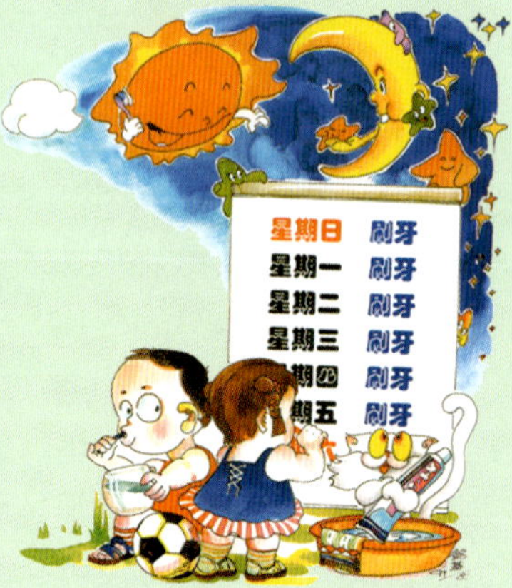
星期日 刷牙
星期一 刷牙
星期二 刷牙
星期三 刷牙
刷牙
刷牙

酸清除的也慢，这样自然就导致蛀牙了。同时我还发现宝宝不爱刷牙，要知道，刷牙是清除菌斑的很好的方法，不刷牙细菌长期存在于牙面上，当然容易引起蛀牙了。而且最糟糕的是，您的宝宝还喜欢含着奶嘴睡觉，这是最要不得的。因为宝宝晚上唾液几乎是停止的，牙齿一直不断地浸泡在含糖的奶里，就给了细菌太多的机会去产酸，这样的儿童经常在很小的时候全口牙齿都龋坏了，这就叫猖獗龋，您的宝宝现在就是有这种病了。”神探头头是道的分析听得妈妈心悦诚服："您分析的太对了，可我现在应该怎么办呢?”神探说："当然首先要改变宝宝的饮食习惯和口腔卫生习惯了，要尽量少吃甜食，如果吃的话要尽量和饭一起吃，而且要记住，吃完甜食一定要刷牙，彻底去除菌斑。千万不能再含奶嘴睡觉了。然后，既然我们已经发现了元凶，您就该带您的宝宝去看口腔医生了，把蛀牙都好好治疗彻底，再做一些预防的处理，您的宝宝就又会成为一个健康快乐的阳光宝宝了。”听了神探的话，妈妈高兴地笑了。

细菌小小旅行记

有一个小家伙，他的名字叫细菌小小。细菌小小最喜欢吃软软的、粘粘的东西了。这一天，细菌小小刚睡醒，他伸了个懒腰，摸摸小肚子："细菌小小饿了，该去找吃的了。”于是细菌小小便跳下床，漫步走了起来。一会儿就走到了馋馋家，细菌小小隔着窗户偷偷地往里望，啊，馋馋正在吃蛋糕呢，刚吃完一块，馋馋又吃巧克力，喝橘子汁，细菌小小看得直流口水："哇，这么多好吃的，小小最喜欢吃了！"细菌小小迫不及待地从窗户缝里钻了进去，跳到了馋馋的嘴里。"快看呀，馋馋的牙上到处都粘着好吃的，小小真快乐！"于是细菌小小也放开肚皮大吃了一顿。小小吃饱喝足了正在昏昏欲睡的时候，忽然听见馋馋妈妈的声音："馋馋，刷牙了。"细菌小小一听，顿时吓得跳了起来，躲在牙齿后面紧张地张望着，只听馋馋赖皮地和妈妈打闹："馋馋不刷牙，馋馋不刷牙。"妈妈也拿馋馋没办法，细菌小小大舒一口气，总算逃过了一劫。到了晚上，馋馋该睡觉了，馋馋闹着不肯睡，妈妈烦死了，顺手就塞给馋馋一个奶瓶，馋馋这才安静下来，一会儿就含着奶嘴甜甜地睡了。这下可乐坏了细菌小小，小小泡在奶水里，渴了喝口奶，饿了吃口巧克力残渣，可是小小吃得太多了，所以总是不停地在馋馋的牙上尿尿，小小的尿酸酸的，盖满了馋馋的牙齿。小小高兴极了："这真是一个好地

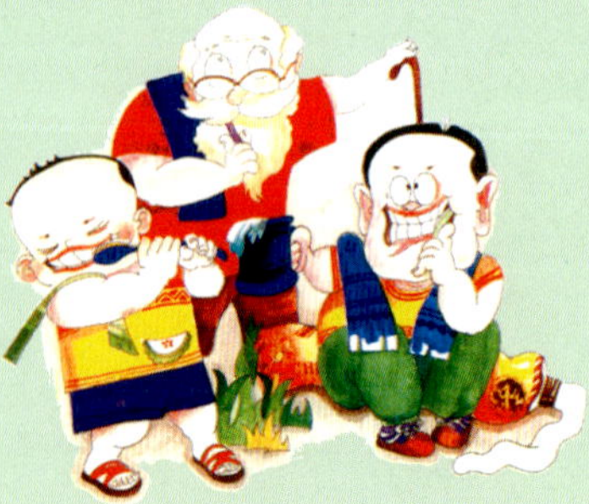

方，索性就住下来吧。”从此，细菌小小就在馋馋的牙齿上住了下来，吃喝不愁，慢慢地，馋馋的牙齿一块一块烂掉了，出了黑洞，细菌小小又多了一个游戏的乐园，它每天在洞里、牙上又跳又蹦，又吃又尿，馋馋牙上的黑洞越来越大，终于有一天，馋馋的牙齿痛起来了，脸也肿了，馋馋痛得满床打滚，哭闹不休，真是把小小烦死了。小小说：“嗨，反正在这儿也呆腻了，换个地方去玩玩。”于是小小跳出了馋馋的口腔，丢下哭闹打滚的馋馋一跳一蹦地走了。小小溜达溜达，无意间到了明明的家里，明明和馋馋差不多大，小小想：“嗯，明明的口腔和牙齿一定也像馋馋似的又有好吃的，又有好玩的，到他的嘴里去转一遭。”小小轻轻一蹦又跳进了明明的嘴里，可一进来呀，小小有些失望，这里怎么和馋馋的嘴里不太一样啊，牙齿上到处都打扫的干干净净的，小小想找个地方躺下都找不到。小小安慰自己：“别着急，等会儿他吃东西的时候就好了。”好容易等到明明吃饭的时候了，可不一会小小就发现自己空欢喜一场，它发现明明吃的都是蔬菜、肉类、坚果、米饭等食物，小小根本不爱吃。好家伙，一天下来，小小饿得紧了几圈裤腰带，也没等到它想吃的奶油蛋糕。小小终于忍不住了，无可奈何地说：“唉，还是换一个地方吧。”小小还没来得及走，忽然，只见一个大大的东西刷了过来，有很多刷毛，不停地刷拭着明明的各个牙面，把小小刷得东倒西歪，站也站不住，小小绝望地叫道：“糟了，糟了，明明在刷牙，小小的小命要玩完。”小小拼命地拽住牙齿，终于熬到明明把牙刷拿出去了，小小刚松一口气，突然一股水排山倒海似的涌了过来，小小再也抓不住了，惨叫着便被明明漱口漱了出去。

小朋友，你是愿意做明明呢，还是愿意做馋馋呢？

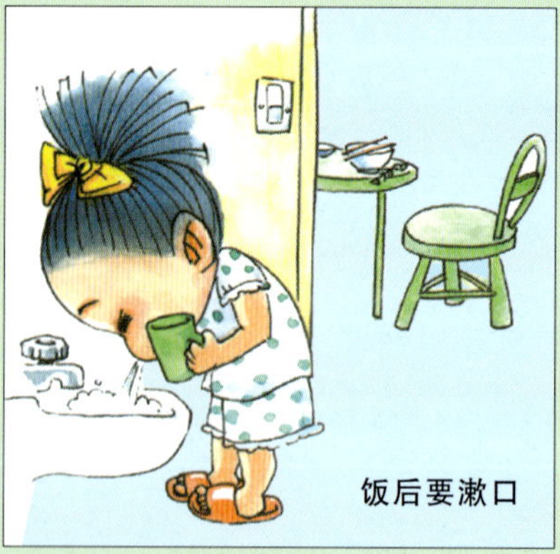

第八章　妈妈宝宝口腔健康大测试

宝宝在一天天地长大，给妈妈留下了无限惊喜。各位妈妈，您是否做到了无微不至的好妈妈，试试看吧！

1．您每天是否亲自给宝宝洗澡、做操、玩游戏，享受亲子时间？

2．宝宝初生到长牙前，您用湿棉花替他轻抹口腔吗？

3．您的宝宝长出第一颗牙齿了吗？

4．您知道宝宝现在长了几颗牙齿了吗？

5．您是否知道宝宝第一颗牙齿是什么时候长出来的？

6．您认为宝宝是否需要在出牙后就开始刷牙？

7．您是否会买一支适合幼儿使用的牙刷给宝宝刷牙？

8．您是否会亲自帮宝宝刷牙?

9．在宝宝懂得漱口后，您会不会加少量含氟化物的儿童牙膏给他刷牙?

10．您是否常用奶头或奶嘴哄宝宝睡觉?

11．您是否常给宝宝喝饮料、吃巧克力等甜食?

12．您是否在宝宝想吃东西的时候随时满足他的要求，为他添加零食?

13．您是否定期带宝宝去看口腔医生?

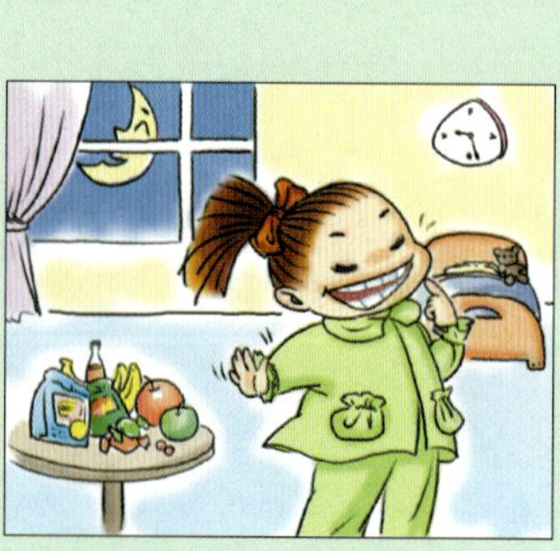

睡觉前不要吃东西

第三篇

妈妈宝宝口腔问题解惑宝典

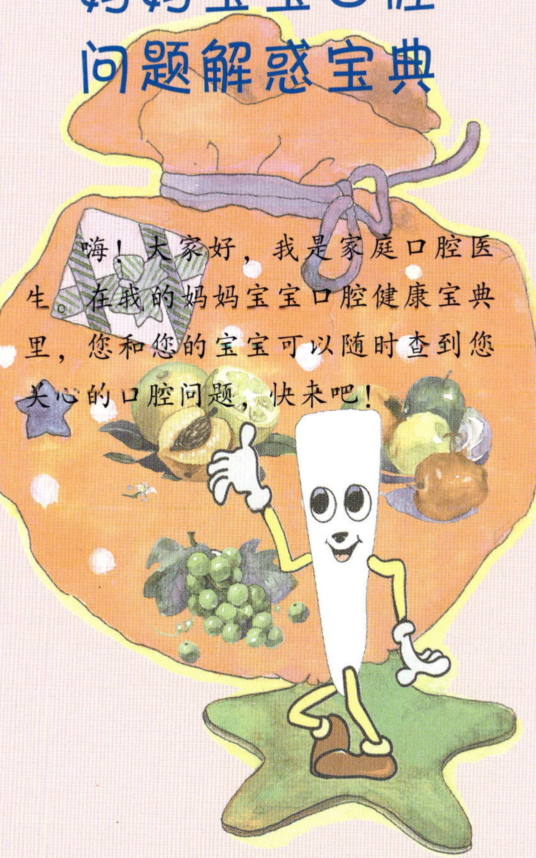

嗨！大家好，我是家庭口腔医生。在我的妈妈宝宝口腔健康宝典里，您和您的宝宝可以随时查到您关心的口腔问题，快来吧！

第九章　妈妈篇

听说孕期应该补充维生素，是不是多吃复合维生素丸有好处呢？

维生素对于母亲和胎儿的营养平衡都有重要的作用，但并不是可以无限制地补充。目前市场上有各种各样的复合维生素丸，因为维生素不足而求诊者已经非常少见，反而是因为服用维生素方式不当，或用量过剩者倒时有所闻！例如维生素 C 在妊娠时推荐用量是每天 70 mg，除非经过医师指示，千万别擅自以为服用维生素 C 越多越好，这样反而会坏事喔。

母亲妊娠期患病或服药会对胎儿的牙齿有影响吗？

乳牙釉质的钙化期是从母亲怀孕 4 个月到婴儿出生后 1 年，恒牙是从出生到 8 周岁。此期，无论是母亲和婴儿患病或服药均有可能会影响牙齿的正常发育。这个时期如果缺钙，会在釉质发育的相应部位留下障碍的痕迹，以后就是再补充钙，也不可能恢复正常的牙釉质。因此，釉质钙化期保证钙磷的充分供应是一付健壮牙齿所必需的。

有哪些药物可对胎儿口腔发育造成不良影响？

对胎儿口腔发育有害的药物有一些镇静安眠药和激素如利眠宁、安定、苯妥英钠、强的松、可的松都可引起胎儿唇裂或腭裂；四环素除抑制胎儿生长发育外还可影响牙齿的矿化、变色；一些抗生素如庆大霉素、链霉素、卡那霉素都有致畸作用。除此之外，妊娠期嗜好烟酒将增加胎儿面部畸形的危险。因此，准妈妈也应戒除不良嗜好和习惯。

准妈妈什么时间进行口腔健康检查？

计划怀孕前：在您计划想要宝宝的时候，应该先找口腔医生接受口腔检查，让口腔医生治疗您目前的口腔疾病，保证您在整个怀孕期间高枕无忧，另外，还可以为您提供有关怀孕期的口腔护理常识。

孕期4-6个月内：在怀孕期间，准妈妈们可不要忘记还需要到医院进行定期口腔健康检查。最佳时期是怀孕4-6个月内。因为在此期间，胎儿各方面都比较稳定，体积也比较小，准妈妈方便活动。另外，准妈妈们的孕吐状况一般也都减轻了。不过，在进行口腔检查的时候， 定要向口腔医生说明自己怀孕了，让医生在治疗时可以做适当安排。

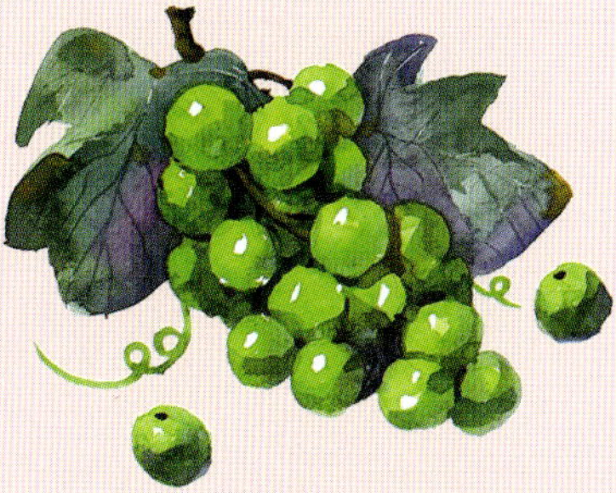

口腔 X 光照射对胎儿有害吗？

如果病情需要，口腔医生必须通过 X 光对准妈妈的牙齿进行辅助诊断时，对于接受 X 光照射，准妈妈们大可放心。因为，诊断牙齿疾病所需要的 X 光射线量通常是很低的，照射时间也是很短的，并且射线是直线照射牙齿，与胎儿相距较远，同时，口腔医生会为准妈妈做好一切防护措施，来确保胎儿安全。

孕期是否能进行复杂的口腔治疗？

由于任何刺激都可能对胎儿造成潜在的影响，因此，准妈妈们应尽量避免在怀孕期间进行复杂的口腔治疗，诸如根管治疗、智齿拔除等。这类治疗应尽量安排在怀孕前或产后进行。如果在孕期出现口腔的急性症状或一些必须治疗的口腔疾病，也应尽量选择在孕中期，即怀孕 4-6 个月之内进行，并且尽量只进行简单的急性处理，复杂的治疗留待产后进行。

胎儿是否会吸收母亲牙齿的钙使牙齿变坏？

胎儿不会吸收母亲牙齿的钙质。胎儿吸取的钙质，主要来自母亲的骨骼，亦有部分来自母亲日常的饮食。因此胎儿是不会令准妈妈的牙齿变差的。

产后妈妈能刷牙漱口吗？

到目前为止在许多老年人中仍有一种错误的认识，即产妇在“坐月子”期间不能刷牙、不能洗澡，这是非常错误的。刚生完宝宝的妈妈不仅能够而且必须刷牙漱口，保持良好的口腔卫生。这是因为产后妈妈进食的次数多，有的产妇还喜欢在食物中加入红糖，同时睡眠的时间长，如果不注意保持口腔卫生，很容易导致菌斑的堆积。我们已经知道了，菌斑是口腔健康的大敌。

应付新生儿已经够手忙脚乱的，新妈妈如何保持口腔卫生呢？只要和普通人一样，能做到每顿饭后漱口、早晚用含氟牙膏有效刷牙、定期进行口腔检查就可以了。

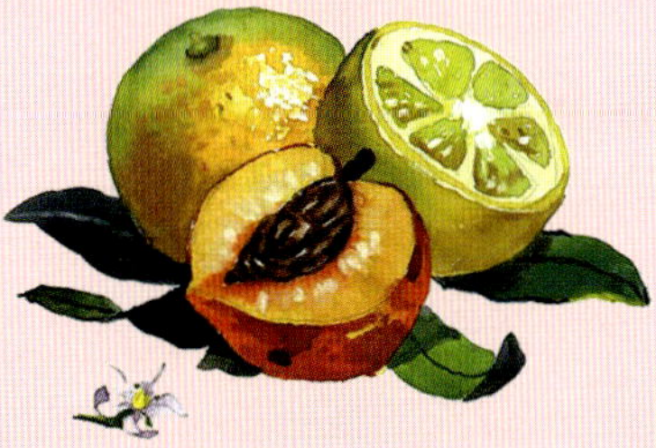

第十章　宝宝篇

听说一般小孩在5、6个月的时候就长牙了，我的宝宝都9个月了，为什么还没有长牙呢？

一般来说，婴儿在6-8个月萌出第一颗乳牙，但不同的宝宝牙齿萌出时间并不相同，个体差异比较大。有的宝宝早在4个月牙齿就萌出了，甚至刚初生就有萌出牙的，而有的宝宝1岁左右才萌出第一颗乳牙。因此，在参考时间段前后1年萌出牙齿都是正常的。如果宝宝到1岁以后牙齿仍迟迟不萌出，就需要到医院看口腔医生，拍摄X片检查有无牙胚存在了。

乳牙什么时候萌出？

每个宝宝出牙的时间都不太一样，有早有晚。不过，如果到1岁都没有长出牙齿的话，就要到医院去看看啦。

我的宝宝最近可能是长牙呢，老流口水，爱咬东西，还爱哭闹，怎么办呢？

这是宝宝长牙时常见的正常反应。如果宝宝流口水多，可用毛巾替宝宝勤抹嘴巴和勤换前巾，保持卫生。长牙的时候宝宝常常会觉得牙龈很痒，爱咬东西，可以买现成的牙胶棒，洗干净后放在冰箱里，用冰过的牙胶给宝宝咬，有助于减轻牙龈痕痒。一般宝宝出牙时会有点烦躁不安，妈妈就要实行安抚行动，花多些时间陪宝宝玩耍，让宝宝专注于游玩的乐趣，以减少不安的情绪。

出牙时会发热吗？

常有妈妈讲她的宝宝出牙期间经常发热。其实，发热和出牙是没有直接联系的。妈妈应及早带宝宝去看医生，把病医治好。

宝宝口里长出异常的牙齿怎么办？

如果发现宝宝口里长出了异常的牙齿，例如形状与别的牙齿不同，有点古怪，像多了出来似的，就应该尽快带宝宝到医院检查一下，听一听口腔医生的意见。

初生婴儿就有牙齿是病吗？

宝宝刚生下来，大都是没有牙齿的，长到六个月时才开始萌出乳牙。有的宝宝生下来就有牙齿，比较少见，但不是病。在医学上，称作“诞生牙”，是一种早萌乳牙，它们多数是正常的。但大多没有牙根或牙根发育很少，牙是松动的。

早萌乳牙极度松动，影响婴儿哺乳，有造成脱落被吸入气管的危险，常需拔出。但有的诞生牙不

乳牙发育时间表

名称	牙不发生期	开始钙化期	萌出时期	脱落时期
中切牙	胚胎6周	胎儿4个月	出生后6－7个月	6－7岁
侧切牙	胚胎6周	胎儿4个月	出生后7－9个月	7－8岁
尖牙	胚胎7周	胎儿5个月	出生后16－18个月	9－12岁
第一磨牙	胚胎8周	胎儿5个月	出生后12－14个月	9－11岁
第二磨牙	胚胎10周	胎儿6个月	出生后20－24个月	10－12岁

mamabaobaokouqiangjiankangbidu

松动，可在吮乳时，由于下门牙对舌系带的摩擦，易造成系带处的创伤性溃疡。如果发生了，可以改为汤勺喂乳。溃疡处涂以龙胆紫，几日就好了。

宝宝一岁了，已长出好几颗牙。一开始是白的但后来颗颗表面都变黑了，这是怎么回事？

这是由于不良喂食习惯而造成的一种很有特征性的牙病——“奶瓶龋”，它与宝宝进食次数太多或时间太长密切相关，比如有些小宝宝吃东西常常是吃着吃着就睡着了，过一会儿醒了接着吃，或者是自己抱着奶瓶，玩一会儿吃一会儿，使得食物残留在牙齿上时间过长；还有的是妈妈给宝宝养成了一个睡前必给他喝一些奶的坏习惯，一些宝宝由此产生奶瓶依赖性而长久延续这种习惯，前面已经提到，口腔是个温湿有菌的环境，如果未及时清洁口腔，有奶汁、果汁存在等非常利于细菌发酵、繁殖，产生的酸性物质就会侵蚀乳牙表面，久而久之达及深部而导致牙齿龋坏甚至牙髓发炎、坏死、残冠残根。

为什么会有龋齿？

牙齿表面经常粘附着一层细菌薄膜，叫作牙菌斑。牙菌斑内的细菌可以分解食物和饮料中的糖和淀粉，在短时间内产酸。酸引起牙齿表面的矿物质流失，造成龋齿。

乳牙为什么易患龋齿？

乳牙比恒牙容易患龋，这与乳牙解剖形态、组织结构及所处环境均有关。乳牙的釉质、牙本质均较薄，钙化度低，抗酸力较弱。乳牙的结构也使得食物残渣容易滞留，并且儿童的饮食多为软性食物，粘稠、含糖多易于发酵产酸形成龋齿。由于儿童的睡眠时间长，口腔处于静止状态。唾液分泌减少，不容易自洁，而且幼儿不能很好地刷牙，食物、软垢易停留在牙面，细菌容易生长，也是乳牙易患龋的重要因素之一。

为什么进食的次数多会增加患龋的机会？

虽然唾液中有缓冲系统可以中和酸的作用，并可补充牙齿表面一些流失的矿物质，但是需要较长的时间。如果进食的次数过密，酸不断产生，口腔长期持续的存在酸性环境，唾液就来不及缓冲过多的酸和补充不断流失的矿物质，因此，患龋的机会就大大增加。进食的次数越密，患龋的机会也就越大。

不吃甜的东西，是不是就不会引起龋齿？

不是，因为所有食物和饮品，不管味道甜或不甜，只要含有糖分或淀粉（碳水化合物），就能被牙菌斑分解产酸，导致龋齿。

宝宝爱喝甜的饮料，尤其喜欢长时间的含着饮料或者一会儿喝一口，这样对牙齿有害吗？

常把食物和饮料（特别是可乐类碳酸饮料）分开多次吃或喝，其实是在不知不觉中增加了进食的次数，牙齿不断地受到酸的侵蚀，患龋的机会大大增加。应该及早改掉宝宝这个不良的饮食习惯，培养宝宝把食物或饮料一次吃掉，减少龋坏机会。

我的宝宝除了吃饭外，很爱吃一些零食，我不能为了不坏牙就什么都不给他吃吧？

尝试一下，让宝宝把想吃的零食在正常进餐时和饭一起吃，或化零为整减少吃零食次数。

我的宝宝才2岁，前门牙就坏得剩下几个小牙根了，前几天牙床子上还肿起好几个大包，可是我想乳牙反正也是要换的，所以也没当回事，请问这需要治疗吗？

这种观念是不对的。乳牙的健康无论是对将来的恒牙还是对宝宝的全身健康都是非常重要的。因为儿童乳牙列期正是宝宝生长发育的关键时期，健康的乳牙是保证儿童全身营养和恒牙顺利萌出的保证，如果乳牙坏的十分严重，会影响继承恒牙的发育，将来萌出的恒牙很可能会有发育不全或更严重的畸形存在；如果乳牙过早脱落，导致恒牙萌出的间隙不够，就可能错位萌出甚至不能萌出。而且乳牙是儿童期重要的咀嚼器官，担负着维护儿童全身营养的重要任务，如果乳牙因龋坏甚至脱落，宝宝不能行使正常的咀嚼功能，许多营养不能摄入，会造成儿童营养不良进而影响生长发育。最后乳牙的缺损或缺失还会影响美观、发音等多方面的功能，造成宝宝心理障碍。

怎么样才能预防宝宝不得龋齿呢？

最重要的就是培养宝宝良好的饮食习惯和口腔卫生习惯，具体而言：

1. 养成定时进食习惯，而且每餐进食时间不要过长，进食后喂些温开水，戒除睡前喝奶的习惯；

2. 吃完东西后用干净的纱布蘸着清水擦洗牙

齿的每一面及牙龈和其它口腔软组织；

3．宝宝能够独立刷牙时，教会用儿童专用牙刷及牙膏，在餐后及睡前认真刷牙；

4．定期口腔检查。

为什么不宜过早拔除乳前牙？

有的家长认为乳前牙会阻碍恒前牙的萌出，要求将乳前牙拔掉，这是非常不可取的。乳前牙过早缺失，前部牙槽骨会因缺牙而变形、缩窄，空隙缩小，当恒前牙萌出时，将会由于空隙不足而受阻碍，造成牙列不齐。牙列不齐不仅影响咬合，而且不整齐的部位很难彻底清洁，容易积聚牙菌斑和食物残渣，增加恒牙龋齿和牙周病的发病机会。因此，不宜过早拔除乳前牙。

宝宝喂养应注意什么问题？

宝宝全部乳牙牙冠的形成和多数恒牙牙胚形成钙化都是在哺乳期进行的，而且儿童正处于快速生长发育期，因此，应注意钙、铁、维生素 A、B_1、B_2、C、D、PP 等的补充。母乳中含 7%的乳糖，致龋菌可利用乳糖产酸，如果无规律地给婴儿哺乳、断乳晚会使宝宝养成无规律的饮食习惯，这样的宝宝很容易发生重度龋。因此，要强调有规律的母乳喂养。这样还便于因母乳不足需加以人工喂养时，可以计算宝宝的摄入量。当母乳不足或为断奶做准备需增加辅食时，应当注意添加食物的种类，要控制甜食的量，以免养成儿童偏食或偏爱甜食的习惯。同时，给宝宝点心、甜食要规律，1 天 1–2 次，最好不要在餐间食用。另外，平时还应注意补充一些纤维性食品，以增强儿童的咀嚼功能，因为咀嚼能锻炼肌肉，刺激颌骨的生长发育。如一味进食蛋糕、面包等甜软食物，除易患龋外，还会影响颌骨的生长发育，牙齿可由于颌骨位置不足而发生排列不齐、牙列拥挤等现象，影响美观和功能。

为什么用含糖液奶瓶喂养危害多?

婴幼儿饮食中含糖过多，如牛奶中加糖、经常饮用含糖饮料、进食零食点心等，致龋细菌就容易繁殖而产生龋齿。特别是夜间入睡前用含糖牛奶或果汁喂宝宝，可以使宝宝发生奶瓶龋，表现为全口牙齿龋坏，并且发展迅速，影响咀嚼和美观，还可造成牙殆畸形，影响发育和全身健康。最好用杯子给宝宝喂水，少用或不用含糖饮料，尤其不要让宝宝含奶瓶睡觉，1 岁以后就应停止使用奶瓶。

宝宝才满月，还没长牙，需要清洁口腔吗?应该如何来做呢?

需要。而且从一出生就开始。因为宝宝刚一出生主要靠奶汁喂养，而口腔是一个有菌环境，当奶汁残留在口腔时，很利于细菌在此大量繁殖，发酵产生一些酸性物质刺激口腔，可引起口腔粘膜充血、溃疡，影响宝宝进食，所以每天坚持喂奶之后清洁口腔，做法是喂完奶后，用干净的纱布缠在大人的食指上，蘸些清水，轻轻擦拭宝宝的牙龈与舌头，最好每次餐后做一次，至少早晚各做一次。如果做起来有困难，在宝宝每次吃奶之后喂点白开水，用水清洗口腔达到清洁。

什么时候就应该开始给宝宝清洁口腔了?

自出生起，宝宝还没有长牙时，父母就应该用手指卷上细软纱布或将棉棒蘸湿，在婴儿进食后和晚上替宝宝轻拭舌头、牙龈、颊和上腭的食物残渣，从而培养宝宝喂食后立即清洁的习惯。

我很注意宝宝的口腔卫生，在月子里的时候每次喂完奶，我都用纱布去给她擦拭口腔，这样做对吗?

新生儿时期，由于哺乳或溢奶的缘故，小儿的口颊或舌上常有残留的奶块。有些家长喜欢用纱布蘸水去擦，这是极其错误的。因为稍不留意，粗糙的纱布就会损伤宝宝稚嫩的口腔粘膜，严重者会引起口腔感染甚至败血症。遇到这种情况时，可给小儿喝少许温开水，奶块即可被冲去。

如何帮助宝宝进行乳牙护理?

早晚用含氟牙膏刷牙，彻底清洁牙齿；减少进食次数，少吃甜、粘性食物，降低牙齿龋坏机会；每年定期检查牙齿；如果乳牙龋坏，应及早接受治疗，尽可能保留乳牙到生理替换期，将大大有益于儿童的口腔与全身健康。

我的宝宝刷牙缺乏耐性，怎么办?

一般来说，宝宝多因贪玩或者看电视等而没有耐性刷牙，因此可以选择宝宝喜欢的时间刷牙，比如玩耍过后。千万要记住，每当宝宝刷完牙后，一定不要忘记要夸他很棒，下一次他就会更用心了。另外，尽量减少宝宝开口闭口的次数以免他感到烦躁。可以先刷牙的外侧面，然后让他张开口刷咀嚼面和上排牙齿的内侧面，最后才刷下排牙齿的内侧面。

我的宝宝不愿意刷牙，有什么办法？

首先要了解宝宝不愿意刷牙的原因，比如说宝宝不喜欢牙膏的味道，那就换一种牙膏，让她选择自己心爱的牙刷牙膏，增加宝宝的兴趣。刷牙的时候要注意表扬宝宝，提高宝宝的积极性，可以在自己刷牙时让宝宝在一旁看着或者和自己一起刷牙，做个亲子游戏，让宝宝感到有趣。如果宝宝太疲倦不愿意刷牙，这时候不要强求，下次要注意给宝宝提早刷牙，效果会好一些。

宝宝总咬着牙刷，不肯好好开口刷牙。

很多父母都遇到这个问题，想想看，会有办法的。可以试试让宝宝一边咬着咀嚼棒之类的没有危险的东西，他的口就会自然张开，这样就可以把牙刷伸进他的嘴里帮他刷另一面的牙齿了。

宝宝刷牙时常把舌头伸出来，怎么帮他刷牙呢？

要充分让宝宝放松，给他讲故事、唱歌、放音乐啦，当他的舌头放软时迅速把牙刷放进他的口内。但要加倍小心，防止宝宝晃动损伤宝宝的牙龈和软组织。

宝宝刷牙时总有想吐的感觉，有什么办法呢？

首先应该安慰宝宝，让她不会因为不舒服而抗拒刷牙。您可以用牙刷头比较小的牙刷，帮她刷牙的时候要轻快，刷后牙时应尽量避免把牙刷放得太靠后。如果她觉得不舒服，可以让她休息一会儿再刷牙。虽然刷牙的时间较长，还需要耐心地教导她。

我担心宝宝吞牙膏，所以刷牙时不给他牙膏，这样可以吗？

建议3岁前不用牙膏，3岁后每次刷牙只需用一粒黄豆粒大小的牙膏就足够了。即使宝宝吞下少量牙膏，也不会对身体有害。由于氟化物能有效地预防龋齿，因此宝宝每天早上和睡前都要用氟化物牙膏刷牙。如果担心牙膏内的氟化物浓度高，可以让他用氟化物浓度低的儿童牙膏。

我的宝宝刷牙后漱口有困难，怎么办？

可以试试下面的办法：

刷牙前给宝宝带上前巾，以防弄湿衣服。让宝宝张开口，把水慢慢倒进他的口中，水会自然地从他的口里流出，将牙膏泡沫冲走。

可以让宝宝玩吹乒乓球和吹纸条游戏，训练他吐水，也可让宝宝以游戏方式学习吐水。

我的女儿牙齿排列不整齐，很难替她清洁，怎么办？

你可选择一支刷头比较细小的牙刷来帮她刷牙。虽然刷牙时间会较长，但仍要细心地、耐心地帮她清洁每一个牙齿。

我的儿子早晚刷牙，为什么他的牙齿还会得龋齿？

在这里需要改变一个错误的观念，就是单刷牙便不会有龋齿。预防龋齿要从多方面着手，对于儿童来讲，主要还得从饮食习惯入手。每次进食后，特别是进食粘、软、甜性食物后，牙齿表面的细菌会利用食物中的糖分，产生酸，酸便会使牙齿中的矿物质流失而形成龋齿。因此，要引导宝宝正确的饮食习惯，不要饮食次数过密，来减少患龋齿的机会。

宝宝用成人牙膏可以吗？

儿童不宜使用成人含氟量较高的牙膏。通常儿童牙膏的色彩比较鲜艳，味道比较清香，外包装比较活泼，一些家长就认为儿童牙膏和成人牙膏的区别仅在于此，其实不然。由于宝宝的动手能力比较差，含漱技术尚未完全掌握，若是使用对成人洁牙比较有效含氟量较高的牙膏，造成宝宝每天吞咽下过多的氟，是不利于儿童健康成长的。

哎呀，宝宝的牙齿碰伤了，怎么办？

请您首先保持镇定，好好安抚宝宝，让他的情绪稳定下来，尽快带宝宝见牙科医生接受一次详细的口腔检查。

我的宝宝把门牙摔松了，这可怎么办呀？

如果您的宝宝不慎磕伤了牙齿，千万不要惊慌失措，应该尽快带宝宝到医院就诊，如果牙齿松动移位，可以把移位的牙齿回复到原来的位置加以固定。如果牙齿掉了，要把掉了牙齿放在口中或塞回去，立刻去找口腔医生，千万不要用自来水冲洗牙齿。但是如果宝宝年龄很小，医生就会视情况决定是否保留乳牙了。

我的宝宝刚 1 岁，前两天玩耍的时候不小心摔倒把小牙磕掉了，这对她以后长牙会有影响吗？

乳前牙一般到 5-7 岁左右才会替换，过早失去乳牙，对以后长牙最直接的影响就是由于宝宝进食时失牙处的牙龈经常摩擦而变得肥厚坚韧，同时也失去了对恒牙的诱导作用，导致恒牙不易长出，可能将来造成迟萌或需要助萌。另外，此时正是恒牙的钙化期，外伤有可能造成恒牙釉质发育不全，表现将来萌出的牙齿上有带状或窝坑状凹陷，或者白垩色斑。除了外伤之外，妈妈孕期和宝宝哺乳期营养不良、患发热性疾病如水痘、麻疹，以及食用一些有害的化学物质，宝宝婴幼儿期严重的龋病等都可以导致继承恒牙牙釉质发育不良。牙釉质发育不良的牙齿很易患龋，不可不重视。

别人家的宝宝说话挺清楚，我的宝宝说话怎么一直不清楚呢？

您可以带宝宝去找口腔医生检查一下，也许您的宝宝天生舌系带过短。舌系带是连结在舌和口底之间的粘膜皱襞。舌系带过短的宝宝舌头无法向前伸到唇外，勉强向前伸时舌尖就会呈现M形，您检查就会很轻易地发现。舌系带过短会影响宝宝吃奶和发音，尤其是下门牙长出后，宝宝吃奶时舌系带与牙摩擦，会把舌系带上磨出溃疡，这就是常说的创伤型溃疡。因此如果发现宝宝的舌系带过

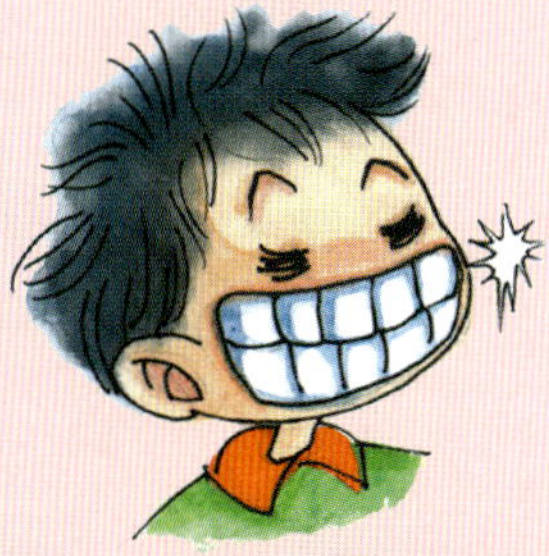

短，要尽早带宝宝去看医生，接受手术治疗。这是因为宝宝痛觉不敏感，早期手术不需要麻醉，简单易行，手术后就可以哺乳。而且学习口语的关键年龄是1-2岁，应在宝宝尚未形成某些发音不清的习惯前就手术。不然即使做了手术，某些发音也比较难以纠正。

宝宝有吃手指的习惯不要紧吗?

每个人在婴儿期一般都有吃手指的习惯，但到3岁以上还吮指，就是不良习惯了。有这种不良习惯的宝宝，会出现牙齿排列不齐，牙弓甚至颌骨畸形。吮拇指最常见。吮指不良习惯的宝宝可在上下牙之间出现一个间隙；手指可上吮出老茧，指甲上出现条纹。吮指不良习惯如果能在替牙前彻底戒除，所造成的牙齿排列不齐，牙弓、颌骨畸形多可随恒牙的萌出自行调整恢复，故治疗乳牙期的吮指不良习惯，重在戒除不良习惯本身。如果不良习惯持续到替牙后，所造成的畸形常需要正畸治疗才能矫正，但正畸治疗前戒除不良习惯是必不可少的基础工作。

我的宝宝有点儿“地包天”，我问周围的人，他们都说要等12岁左右恒牙长齐了再矫正，是这样吗?

12岁左右开始矫正牙齿是针对一般的、不妨碍颌面部生长发育的错殆畸形而言。而对于“地包天”，学名“反殆”的儿童而言，前突的下颌会阻碍上颌向前发育，久之会引起面部发育畸形，就是俗称的“瓦刀脸”，因此要及早矫治。

“地包天”应该怎样矫正呢？

对不严重的“地包天”，可以试用咬撬法，也就是用小木板或冰棒棍放在宝宝下门牙的咬切面上，用下牙做支点向外撬动上门牙（不产生疼痛为宜），每次10分钟，每天3-5次，直到“地包天”解除，咬合正常为止。如果这种土方法不行，或地包天比较严重，就需要去口腔医院进行咬合诱导及戴用矫治器进行矫正了。

四环素对宝宝的牙有没有影响？

四环素是四环素类药物的一种。四环素类药物还包括土霉素、甲烯土霉素、金霉素、去甲金霉素和强力霉素等。这类药物是一种能够广泛地抑制致病菌的抗生素，医疗上常常用来控制炎症，效果也比较好。四环素类药服后，经胃肠道吸收，在血液中保持一定的有效浓度，它对人体钙离子有亲和力，与钙结合在一起，生成一种四环素钙的黄色复合物。如果牙冠正在发育钙化阶段，这种复合物就沉积在牙冠上，使长出的牙齿发育不全并出现黄染现象。

如果妈妈在怀孕期间服用四环素，宝宝的乳牙就可能受到影响。在胎儿四到六个月大时，即在宝宝乳牙的钙化过程中，四环素会沉积在宝宝乳牙内，引起乳牙变色，在牙齿上呈均匀分布，它主要染色在牙本质，颜色介乎轻微的土黄色到灰蓝色不等，这与妈妈曾服用的四环素类型、时间长短和剂量有关。另外，四环素对光非常敏感，日光和紫外线都可使其变色，随着时间的推移，牙齿变色会逐渐加深。也许你会认为，偶尔用一次四环素恐怕不会有什么问题吧？其实，一次足量的四环素就能造成终身的遗憾。

我的宝宝前两天发热了，现在满嘴都是疱，好多都破了，宝宝整天哭闹，不吃东西，真是急死我了，该怎么办？

您的宝宝得的是疱疹性口炎。疱疹性口炎是由Ⅰ型单纯疱疹病毒引起的急性口腔粘膜病损，它多发于6岁以下的儿童，6个月到2岁的宝宝更为多见。宝宝发病前一般有接触疱疹患者的接触史。宝宝发病初期多有发热症状，然后嘴里牙龈、舌头上出现很多针头大小的透明水疱，水疱逐渐破溃，宝宝由于疼痛整天哭闹，什么也不爱吃，流口水，少数宝宝嘴唇和口周皮肤也有类似病损，水疱破溃后形成痂壳。但不用担心，这种病有自限性，可以自行愈合，可是如果不治疗的话，恢复会较慢。

总听人说“雪口”，这是什么病呀？

“雪口”学名鹅口疮。鹅口疮是在小儿免疫系统发育不健全的情况下，外界因素导致正常口腔中的共生菌（念珠菌）大量繁殖，而引起的口腔粘膜病理性变化。这是一种小儿常见病。外界因素一般包括：母亲产道（母亲患有念珠菌型阴道炎，在分娩时直接感染），这种情况在胎儿出生后两天即可发病；哺乳工具：母亲的奶头，奶嘴，以及婴儿能接触到的各种食具没有经过高温消毒，清洗，使致病菌趁机而入，造成小儿口腔内的菌群失调。一般临床表现为：口唇、口角、舌背、双侧颊粘膜白色，伪膜状成片突起，可擦拭但擦拭后有少量出血，一般不会引起疼痛，对进食有轻度影响。治疗可选用 2%碳酸氢钠（小苏达）配释的液体擦拭患处，或制酶菌素片溶解后擦拭。对小儿接触的食具进行认真的消毒，包括母亲的乳头也要定期的消毒。

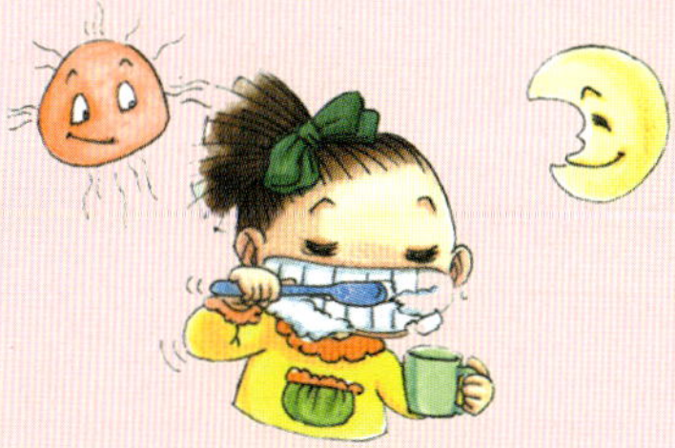

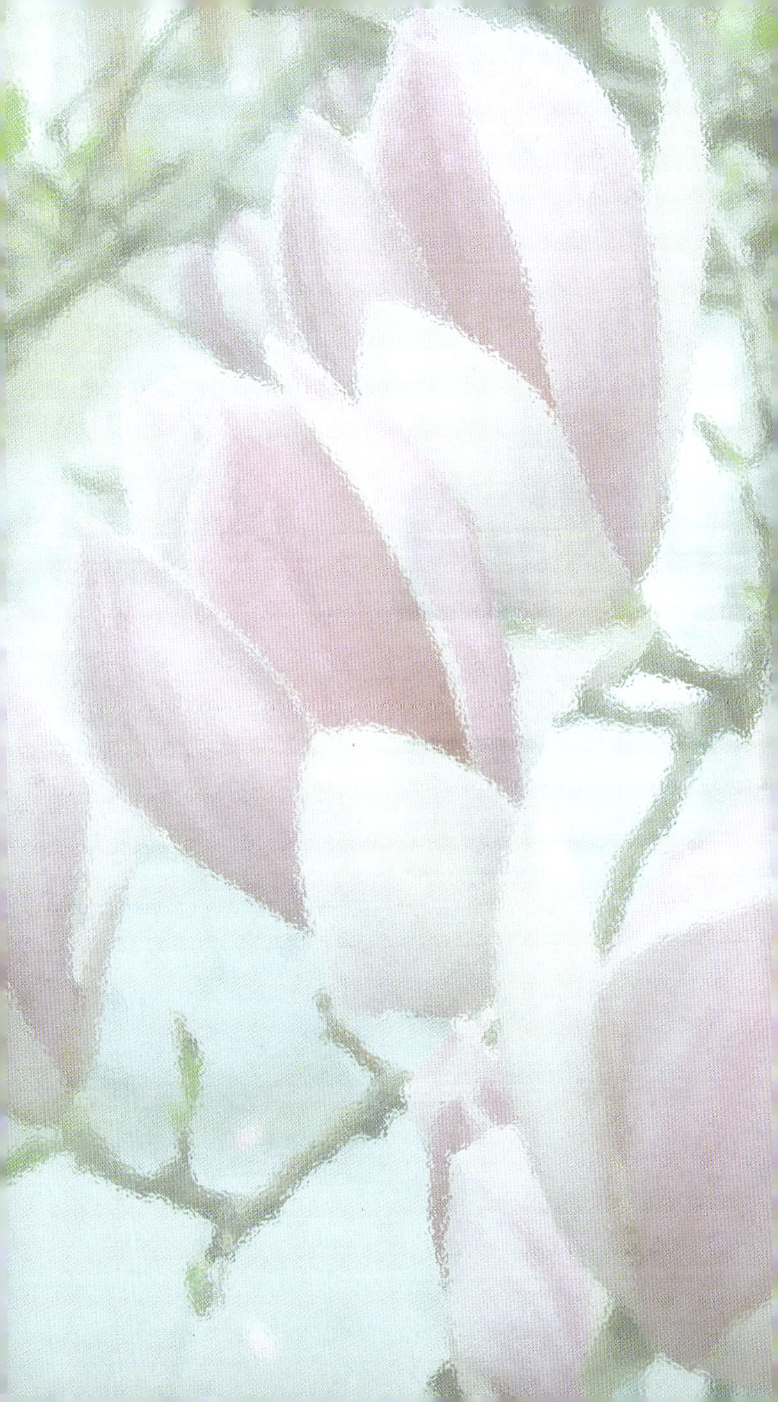

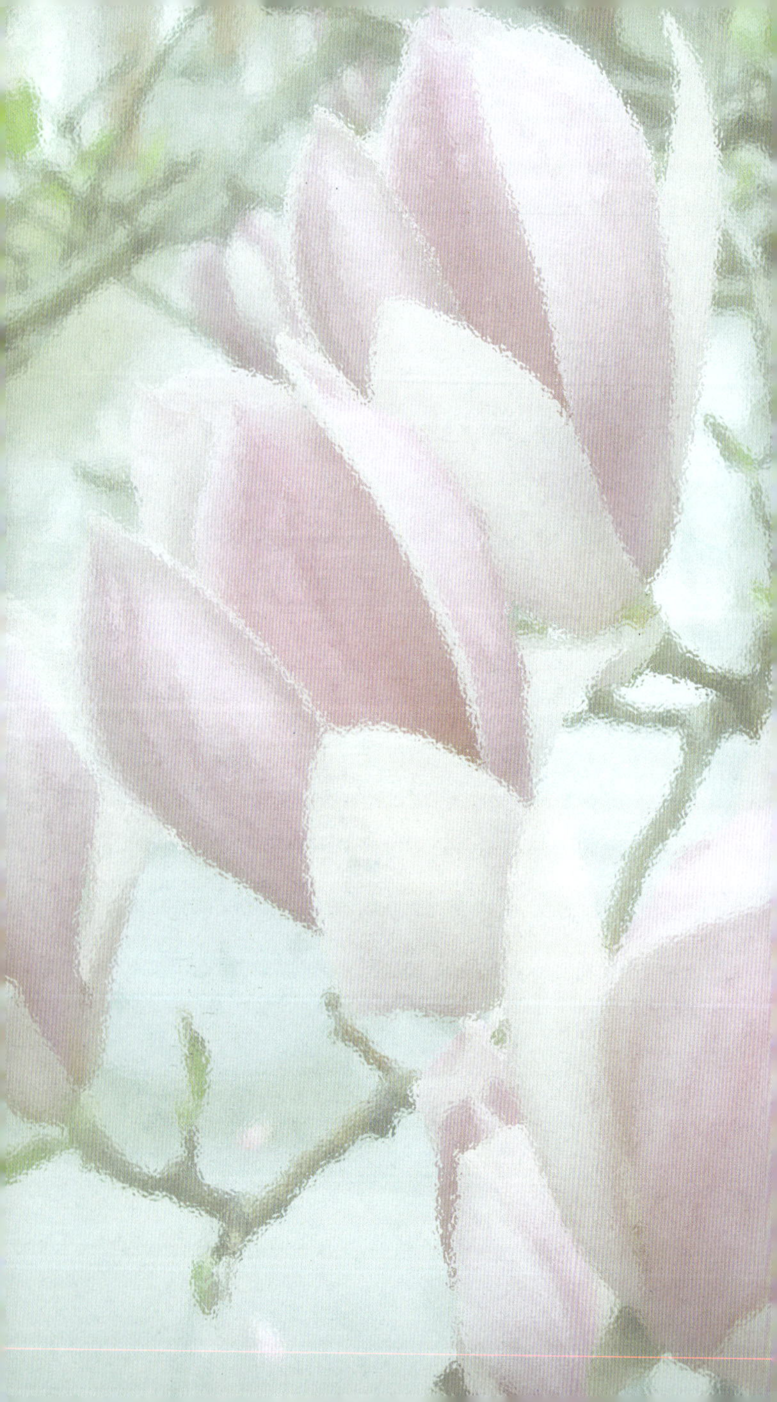